JN432879

S라인을 만드는 **Kettlebell**

여성을 위한 케틀벨

이 용 로 지음

대성의학사

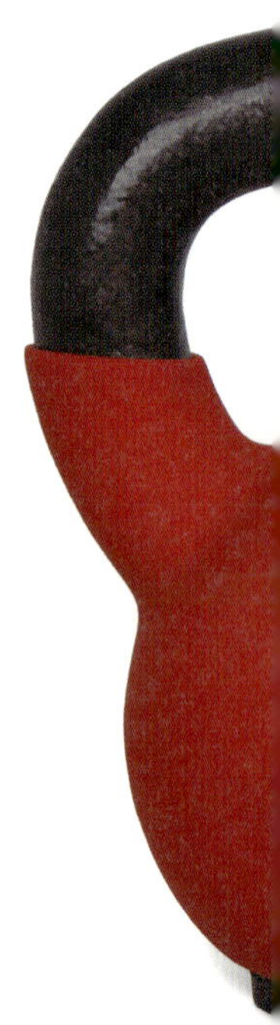

아름답고 행복한 삶을 위하여

케틀벨을 처음 본 것은 지난 2012년 5월의 일입니다. 후유장애로 수술을 하여 2개월의 병원생활을 마치고 퇴원했는데, 트레이너가 목탁처럼 생긴 것을 들고 운동을 하는 것이었습니다. 처음엔 그 요상한 모습에 '저게 뭐지?' 하는 생각이 들었습니다.

이후 그 목탁 모양의 운동기구 이름이 케틀벨이라는 것을 시작으로, 그 원리와 운동효과에 대해 많은 연구를 거듭하면서 놀라운 결과를 얻었습니다. 운동효과가 탁월할 뿐 아니라 흔히 알려졌듯 남성의 전유물이 아니라 여성에게도 정말 효과적인 운동임을 확신하게 된 것입니다.

케틀벨 운동은 인체의 중심기저부인 파워존(power zone)의 기능을 강화하는 데 탁월한 효과가 있습니다. 특히 현대인은 몸을 움직이는 일이 점점 줄어들어 신체적인 여러 장애가 나타나는데, 케틀벨 운동은 체형을 교정하고 체력을 향상하는 데 큰 도움을 줍니다. 특히 여성에게는 엉덩이근육의 볼륨을 증가시키고 등과 허리근육을 강화시켜줌으로써 탄력 있고 멋진 S라인 몸매를 선사합니다.

케틀벨의 가장 좋은 점은 간편하게 휴대할 수 있어서 장소에 구애받지 않고 언제 어디서나 운동할 수 있다는 점입니다. 또한 건강에 필요한 모든 힘과 지구력, 유연성을 향상시키고 체지방을 줄여줍니다. 러닝머신 위에서 힘들게 뛰지 않아도 운동으로 얻을 수 있는 효과가 크다니 얼마나 멋진 일입니까.

아름답고 탄력 있는 몸매를 원하는 여성들은 물론이고, 한 번이라도 허리 통증을 경험한 적이 있거나 현재 통증으로 고통받고 있는 분이라면 케틀벨 운동을 시작하시기 바랍니다. 케틀벨 운동은 당신에게 강한 허리근육과 멋진 S라인의 탄력 있는 몸매를 만들어줄 것입니다.

본 책의 기본 내용은 케틀벨 운동의 전파자인 파벨(Pavel)의 『Enter the Kettlebell』(대성의학사)을 기초자료로 활용, 참조하였습니다.

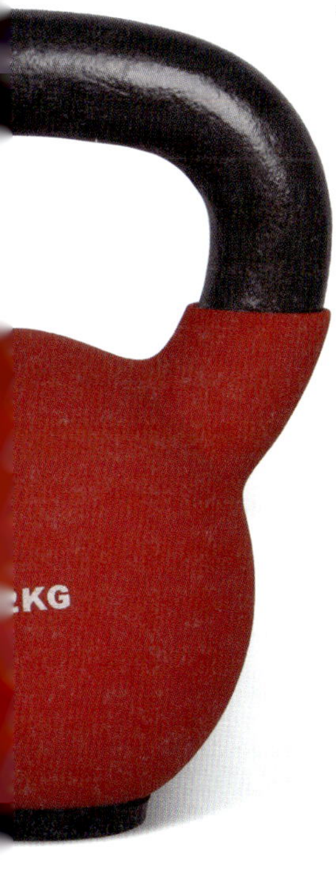

보디빌더로서 열심히 활동하던 저는 교통사고를 당해 하반신마비 장애인으로 운명이 바뀌었습니다. 그렇지만 장애란 핸디캡에 굴하지 않고 단점을 장점으로 모두 이겨내고 열정적인 삶을 살아가고 있습니다. 제가 그렇게 할 수 있는 것은 건강과 체력을 꾸준히 관리해왔기 때문입니다.

건강은 건강할 때 지키는 것이 가장 올바른 방법입니다. 육체적 건강과 정신적 건강이 건강한 사회를 만들고, 아름답고 행복한 삶을 만들어줄 것입니다.

장애인 체육학 1호 박사 이용로

FOREWORD

건강과 아름다움을 위한 운동법

빠르게 변화하는 현대 사회에 적응하기 위해 열심히 앞만 보고 살아가고 있을 때 한 청년을 만났습니다. 휠체어에 앉아 다른 사람들이 테니스 치는 모습을 넋을 잃고 바라보던 청년, 그가 바로 장애인 체육학 1호 박사 이용로입니다. 보디빌더로서 최고의 자리에 오르기 직전 사고를 당해 미래에 대한 밝은 희망이 한순간에 물거품이 되어버린 악운의 주인공이기도 합니다.

하지만 그는 사고 후에도 절망을 딛고 일어서 운동을 계속했습니다. 장애인 스포츠를 세상에 알리겠다는 큰 꿈을 품고 운동을 계속하면서 장애인 테니스 선수로 활동을 재개했습니다. 그가 테니스 지도자였던 저를 찾아와 심폐기능을 강화하는 방법을 지도받으면서 우리 인연이 시작됐으니 어언 강산도 변할 만한 시간이 흐른 셈입니다.

그동안 그는 저에게 한 번도 찡그린 얼굴을 보여준 적이 없었습니다. 늘 힘이 넘쳤고 투지가 넘쳤고 배우고자 하는 열망이 넘치는 사람이었습니다. 여러 국제 경기에서 메달을 거머쥔 뛰어난 선수였으니 누구보다 열심히 운동을 했다 해도 그건 크게 내세울 만한 일이 아닐지도 모릅니다. 그런데 그는 그저 운동만 하는 것이 아니라 끊임없이 배우고 연구하는 학자이기도 했습니다.

최근 들어 그가 집중적으로 파고든 것이 바로 케틀벨 운동법이었습니다. 지금도 널리 대중화되지는 않았지만, 그가 연구를 시작할 당시 우리나라에서는 생소한 운동법이었고 더욱이 남성들이 근육을 강화하기 위해 하는 운동 정도로만 알려져 있었습니다.

이용로 박사는 직접 운동법을 시행하고 자신의 수강생들과 변화를 기록해나가면서 이것이야말로 여성에게 가장 필요한 운동임을 알게 되었다고 합니다. 척추부터 골반, 양다리에 이르기까지 인체의 중심을 관통하는 핵심 근육인 골반기저근을 단련시켜주기 때문에 현대 여성들이 흔히 겪는 질환을 예방하는 데 탁월하다는 결론을 내렸습니다.

그때부터 그는 여성들의 몸매와 체형 교정, 체력 강화를 위한 가장 효율적인 케틀벨 운동법을 연구하기 시작했고 그중 누구나 쉽게 따라 할 수 있는 운동법을 선별하여 이 책에 담았습니다. 여기 담긴 각각의 동작은 이용로 박사가 실제 수많은 실험을 거쳐 검증한 쉽고도 효과적인 운동법입니다. 허리나 골반의 통증을 비롯하여 목과 어깨, 양다리까지 자세 교정과 함께 통증의 유발원을 바로잡아주며 멋진 몸매는 보너스로 얻게 될 것입니다. 근래 보기 드문 정말 유용한 건강지침서라고 확신합니다.

2013년 5월

오산대학교 스포츠과학계열 교수 유관호

시간과 공간의 장벽이 없는 케틀벨 운동

3월 어느 날, 여성을 위한 케틀벨 운동법에 관하여 책을 썼다면서 추천사를 부탁한다는 전화를 받았습니다. 한편으로는 놀랐고 한편으로는 매우 감사했습니다. 그동안 장애를 극복하기 위해 쉬지 않고 노력하는 이용로 박사의 모습도 매우 감동적이었는데 책까지 출판한다니…. 날로 진화하는 자기 개발 과정을 보면서 저 자신도 많이 반성하게 됩니다. 또한 다른 많은 장애인에게도 좋은 본보기가 되어준 것에 대해 다시 한 번 감사드립니다.

최근 가장 관심을 받고 있는 운동방법 중의 하나가 몸의 가장 기본축이 되는 부분, 즉 허리와 엉덩이근육에 대한 근력강화운동의 코어운동법입니다. 보다 안정적이고 안전하게 운동할 수 있는 기본 조건을 만들기 위해 반드시 필요하기 때문입니다. 그래서 이런 몸통중심근육을 강화하기 위해 여러 가지 다양한 운동방법이 소개되고 있는데, 그중에서 가장 효과적인 방법 중 하나가 케틀벨을 이용한 운동법입니다.

케틀벨 운동은 몸통의 중심근육을 강화할 뿐만 아니라 팔과 다리의 관절가동범위 운동과 근력강화 운동을 동시에 할 수 있는 매우 효과적인 전신운동방법입니다. 케틀벨 운동에는 다른 운동법이 갖추지 못한 여러 장점이 있습니다. 우선 케틀벨을 이용한 다양한 동작이 개발되어 신체 부위별로, 운동의 목적에 따라 재미있게 프로그램을 구성할 수 있다는 매우 큰 장점을 들 수 있습니다. 그리고 작은 공간에서 효율적으로 운동할 수 있다는 점도 돋보이는 장점입니다. 케틀벨만 있으면 집 안 어디에서도 쉽게 운동할 수 있습니다.

이 책에는 케틀벨을 올바르게 활용할 수 있도록 운동의 강도, 횟수, 부위별 운동방법이 잘 설명되어 있습니다. 운동 초보자라 할지라도 어려움 없이 시작할 수 있을 것입니다. 운동 단계별로 강도와 빈도를 어떻게 조절해야 하는지, 어떤 운동이 어떤 부위를 강화하는 운동인지를 사진을 통해 쉽게 알 수 있도록 구성되어 있습니다. 케틀벨을 이용하여 운동을 시작하는 사람에게 좋은 교재가 될 것이라 생각합니다.

그리고 책의 제목은『여성을 위한 케틀벨』이지만 이 책에 소개된 방법을 잘 따라 한다면 성별이나 연령에 관계없이 누구나 안전하게 운동을 할 수 있을 것이라 생각합니다.

시간과 공간의 장벽을 넘어 운동할 수 있는 케틀벨을 이용하여 더욱 건강하고 활기찬 삶을 누리기를 기대합니다.

이화여자대학교 재활의학과 교수 배하석

Contents

Chapter 2: 기초과정-유연성 증가를 위한

Chapter 3: S라인을 만드는 케틀벨

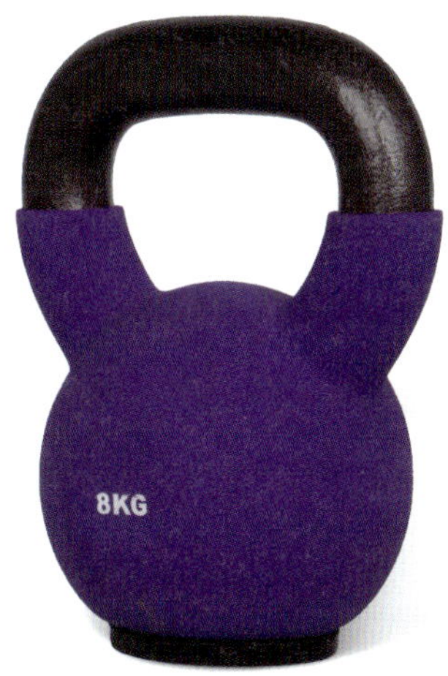

CHAPTER ONE

케틀벨을 시작하기 전에

케틀벨이란?

케틀벨은 '손잡이가 달린 대포알' 이라 할 수 있으며 한 개로 전신운동을 할 수 있는 도구입니다. 언제 어디서나 휴대하기 편하고 거의 부서지지 않는 초소형 운동기구입니다.

케틀벨 운동의 역사에 대해서는 의견이 분분하지만 1983년 러시아의 체육학자 블라딘 보로파예브(Vladin Voropayev)가 발표한 내용이 정설로 받아들여지고 있습니다. 이에 따르면 1974년도 러시아어 사전에 '케틀벨' 을 지칭하는 단어가 최초로 등장하였으며, 케틀벨 운동은 약 300여 년 전에 러시아에서 시작되었다고 합니다.

케틀벨이라는 이름은 투포환과 같은 쇠뭉치에 손잡이가 달린 형태가 마치 주전자(Kettle)와 닮았다고 해서 붙여졌습니다. 러시아식 명칭은 기르야(Gireya) 또는 기리야(Gyreya)이며, 전문적인 케틀벨 운동선수들은 기르빅(Girviek)이라고 합니다.

케틀벨을 연구하는 학자들에 의하면 원래는 운동목적으로 만들어진 것이 아니라고 합니다. 과거에

물물교환이 이루어지던 시장에서 상품의 무게를 재는 추(counterweight)의 역할을 하던 것입니다. 그런데 상인들이 무료한 시간을 달래기 위하여 케틀벨을 가지고 힘겨루기를 하다 보니 파워(power)도 강해지고 민첩성(agility) 및 심혈관지구력(cardiovascular endurance)도 좋아졌습니다. 이것이 세대를 이어져 내려오면서 하나의 운동으로 정착된 것이 초기의 케틀벨 운동이라고 합니다.

오늘날에는 러시아연방뿐 아니라 유럽이나 미국 등에서도 무수히 많은 케틀벨 운동대회가 열리고 있습니다. 국내에서도 전문운동선수들(태릉선수촌)의 체력운동에서 사용되고 있으며 일반인들의 참여와 관심도 증가하고 있습니다.

러시아 케틀벨은 전통적으로 푸드(pood)라는 단위를 사용합니다. 푸드는 러시아의 오래된 측정단위로 1pood는 약 16kg입니다. 러시아에서 가장 대중적인 케틀벨이 1pood짜리로 일반 남성 초보자에게 적당한 무게이며, 1½pood(24kg)는 러시아군대에서 사용되는 표준적인 케틀벨입니다. 2pood(32kg)는 '더블'로 불리며, 상급자용 케틀벨입니다.

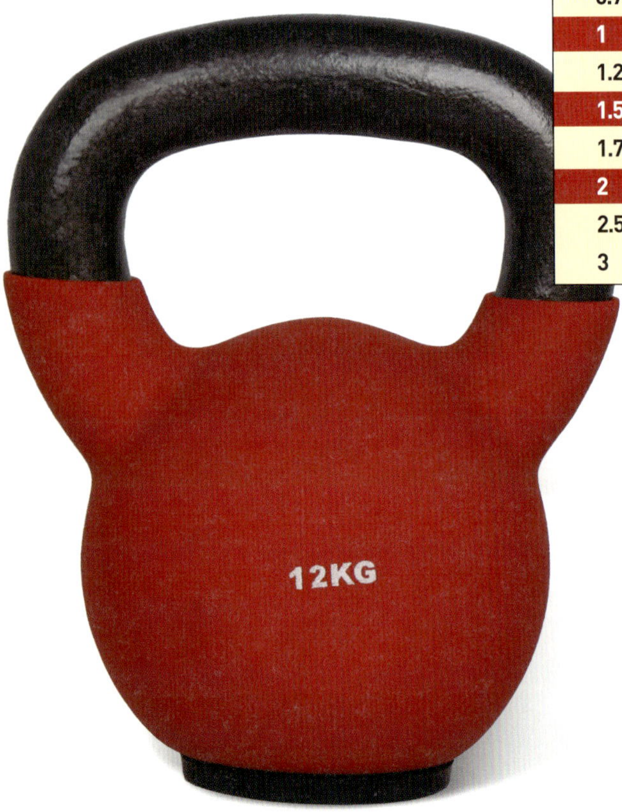

Pood를 kg과 pound로 변환
(반올림하여 변환함)

Poods	kgs.	lbs.	
0.25	4	9	붉은색으로 칠해진 것이
0.375	6	13	러시아에서 가장 인기 있는
0.5	8	18	사이즈이다.
0.75	12	26	
1	16	35	남성 초보자용
1.25	20	44	
1.5	24	53	군대에서 가장 인기 높은 것
1.75	28	62	
2	32	70	남성 상급자용
2.5	40	88	
3	48	106	

출처: 『Enter the ettlebell』(대성의학사)

나에게 맞는 케틀벨은?

보통의 남성은 16kg으로 시작합니다. 대부분의 남성은 우월성을 보여주기 위해 중량을 높이기 위해 노력합니다. 그렇지만 여성은 날씬하고 탄력 있는 몸매가 목적이기 때문에 중량이 아니라 올바른 운동자세를 갖추기 위해 노력해야 합니다. 케틀벨 운동은 한 번에 많이 드는 것보다 올바른 자세로 얼마만큼 오랫동안 반복할 수 있는가가 중요합니다.

일반적으로 여성은 8kg으로 시작하고 힘이 센 여성은 12kg으로 시작할 수도 있습니다. 운동으로 단련된 여성들은 16kg까지 향상되도록 합니다. 20대 여성은 4kg으로 한 손 스윙 50번 반복으로 운동효과는 충분했습니다. 주의해야 할 것은 자유중량 운동처럼 중량으로 운동강도를 조절하는 것이 아니라는 점입니다. 케틀벨의 운동강도는 반복횟수와 올바른 운동자세임을 유념해야 합니다.

내게 맞는 케틀벨 선택하기

사용자	처음 시작할 때	이상적인 한 세트
보통 여성	8.2 kg.	8.2, 12, 16 kg.
강한 여성	12 kg.	12, 16, 20 kg.
보통 남성	16 kg.	16, 20, 24, 32 kg.
평균 이상으로 강한 남성	20 kg.	20, 24, 32 kg.
아주 강한 남성	24 kg.	24, 32, 40 kg.

출처: 『Enter the ettlebell』(대성의학사)

케틀벨은 남성의 전유물? NO!

일상생활의 모든 활동에서 엉덩이근육은 매우 중요합니다. 특히 여성에게 엉덩이는 여성미를 돋보이게 하는 중요한 신체부위입니다. 이 점은 최근 아이돌 가수들의 몸놀림만 봐도 알 수 있습니다. 경쟁이라도 하듯 너나없이 화려한 골반의 움직임을 자랑하는데, 엉덩이를 얼마나 잘 움직이며 섹시한 춤을 추는가가 인기의 조건이 된 듯합니다. 엉덩이는 상체와 하체를 연결해주는 교량 역할을 하는 기관입니다. 일상생활의 모든 움직임에서 엉덩이는 몸통과 다리의 중심을 잡아주는 관절로서 중요한 기능을 합니다.

여성을 위한 케틀벨 운동에서 엉덩이는 활시위와 같습니다. 엉덩이의 수축과 이완을 통해 발생하는 강력한 탄성은 케틀벨을 움직이는 원동력이 됨으로써 무거운 중량을 들어 올리게 할 뿐 아니라 높은 강도의 반복적 움직임을 가능하게 해줍니다. 케틀벨 운동의 큰 동작들은 흉식호흡과 엉덩이근육의 강력한 수축이 함께 지속되기 때문에 탄력 있고 강한 엉덩이를 가지게 됩니다. 이러한 동작들은 여성에게 매우 중요한 골반기저근(pelvic floor muscle)의 강화에 매우 효과적입니다.

골반기저근은 두 개의 엉덩뼈(장골, ilium)와 엉치뼈(천골, sacrum)를 이어주는 밑 부위로 앞에는 생식기, 뒤에는 항문이 있습니다. 동양에서 중시했던 회음은 이 한가운를 가리키며, 이 부위는 삼각형의 형태를 하고 있습니다. 현대 여성들은 좌식생활에 익숙해지고 신체활동이 점점 줄어들어 거의 움직이지 않기 때문에 골반기저근도 많이 약화되었습니다. 이에 따라 방광과 자궁, 직장이 약해져 요실금이 나타나거나 성기능이 저하되고 불임까지 유발합니다. 남성의 경우는 정자가 부족해지거나 정력이 감소되고 체력저하의 원인이 됩니다. 나아가서는 척추를 안정적으로 잡아주는 심부근육의 약화로 작은 자극에도 척추에 큰 부담이 작용해 허리를 쉽게 다치며, 심한 경우에는 허리디스크가 발생하는 등 많은 문제로 이어집니다.

이러한 문제점을 해결하기 위한 골반기저근의 대표적인 운동이 케겔 운동(Kegel exercise)으로 알려져 있습니다. 보통 케겔 운동은 허벅지 안쪽의 근육을 이용하여 다리를 모아주거나 항문괄약근을 조여주는 것입니다. 많은 여성들이 출산 후 벌어진 골반을 축소하거나 요실금 예방을 위하여 케겔 운동을 하고 있습니다.

저자 역시 교통사고로 척추가 부러지면서 그 아래로 모든 근육과 특히 골반기저근이 마비되어 제 기능을 못 하게 되었습니다. 그래서 다치기 전보다 더 많은 운동을 하는데도 늘 피로가 지속되고 방광염이 자주 발생하는 등 어려움이 있었습니다. 특히 척추가 부러진 부위를 철심이 지지하고 있을 때는 허리부위의 뼈나 골반 자체를 움직일 수 없었습니다.

재활운동과 웨이트 트레이닝을 열심히 병행하는 동안 철심이 부러져 철심을 제거하는 수술을 받았습니다(1992년). 그리고 골반 부위의 엉덩이근육과 허리부위 근육의 기능 및 골반의 움직임에 대해 연구를 하던 중 케틀벨 운동에 대해 알게 되었습니다. 마비되어 움직임이 불가능했던 부위, 특히 골반과 허리와 엉덩이의 근육량이 조금씩 증가하면서 다른 장애인들보다 기능적으로 훨씬 좋아졌습니다. 비록 장애를 가져서 코어(core, 중심부근육) 케틀벨 운동은 할 수 없지만 케틀벨 운동이 일반인들의 골반기저근 강화에 최고 중 최고임을 확신할 수 있었습니다.

코어 케틀벨 운동은 할 수 없지만 골반기저근의 움직임이 가능해지면서 척추를 지지하는 척주세움근과 엉덩이근육 등 마비된 상태의 지속적인 골반 움직임을 알아냈고 그 효과를 충분히 체험하고 있습니다. 케틀벨 운동은 케겔 운동과는 비교할 수 없을 정도로 골반기저근과 가로배근육(횡복근, transversus abdominal muscle), 뭇갈래근(다열근, multifidus muscle)을 강화시킵니다. 또한 척추의 올바른 S라인을 유지하게 해주며 척추의 맨 밑부분에서 엉치뼈와 꼬리뼈를 안정화시키는 동시에 척추 전체를 지탱하는 근육들을 강하게 만들어줍니다. 이와 같은 심부근육의 강화 없이 눈에 보이는 근육들(가슴, 어깨, 팔, 식스팩 등 겉 근육)만 키우면 결국 척추에 부담을 주게 되는 것입니다.

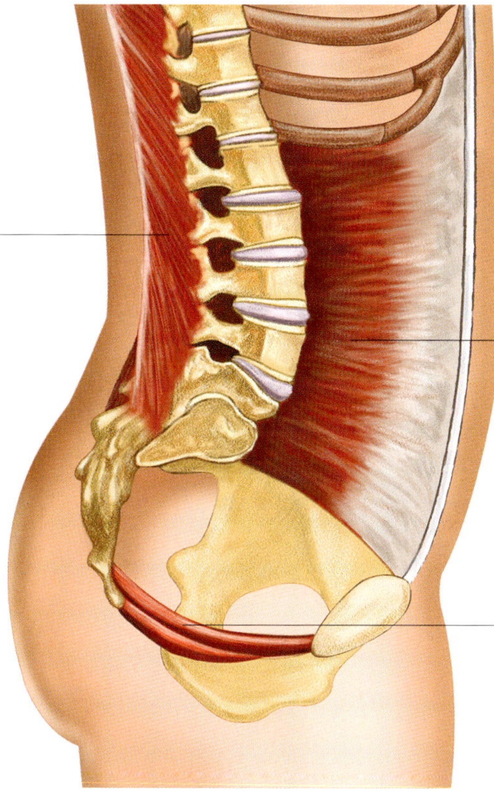

코어근육

높은 하이힐을 많이 신는 여성들 대부분은 엉덩이 속의 골반이 앞으로 기울어진 경우가 많습니다. 그 때문에 아랫배에 살이 찌기도 하고 신체 중심의 코어부분 변형으로 근골격계 질환의 발생이 많아지며 생리불순 등 여러 가지 문제가 생깁니다. 케틀벨 운동의 대부분은 몸통을 구부렸다 펴는 동작을 반복하게 되는데 이 동작들은 엉덩이 근육의 신전과 수축을 반복하게 됩니다. 그렇기 때문에 앞쪽으로 기울어졌거나 복부비만이 심해져 골반이 틀어진 사람들의 교정운동 및 강화운동으로 매우 효과적인 운동입니다. 골반기저근이 활성화된다는 것은 인체의 중심근육이 강화됨으로써 건강한 생활을 할 수 있으며 내장을 비롯한 여러 장기가 중력에 의해 밑으로 내려가지 않게 되어 질병도 예방할 수 있다는 의미입니다. 케틀벨 운동은 모든 사람이 원하는 건강한 몸과 왕성한 체력, 성기능 강화에 최고의 운동입니다.

> *사과처럼 둥글고 탄력 있는 멋진 엉덩이를 원하십니까?*
> *아이를 낳을 예정인 여성으로 자연분만을 하고 싶으십니까?*
> *골반이 틀어지거나 앞뒤로 기울어져 있습니까?*
> *허약체질이거나 허리 통증이 있으십니까?*
> *성기능 개선 및 성기능 강화운동이 필요하십니까?*
> *케틀벨 운동을 시작하세요. 깜짝 놀라는 일이 벌어질 것입니다.*

케틀벨 운동은 케겔 운동을 능가하는 최고 운동!

골반기저근(pelvic floor muscle)은 골반의 바닥부위에 있는 근육들로 정말 중요한 근육입니다. 과거에는 은밀한 부위라 이야기를 하기가 쉽지 않았습니다. 하지만 현대 여성들이 골반의 틀어짐 때문에 건강을 잃고 여러 질병으로 고통을 겪으면서 최근 들어 재평가되고 있습니다.

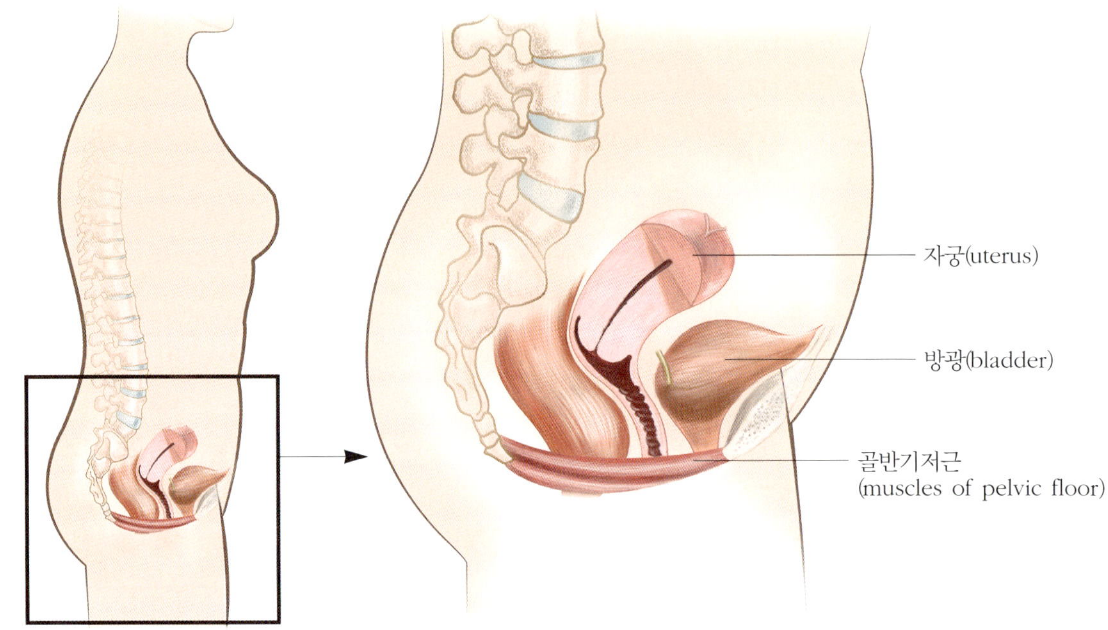

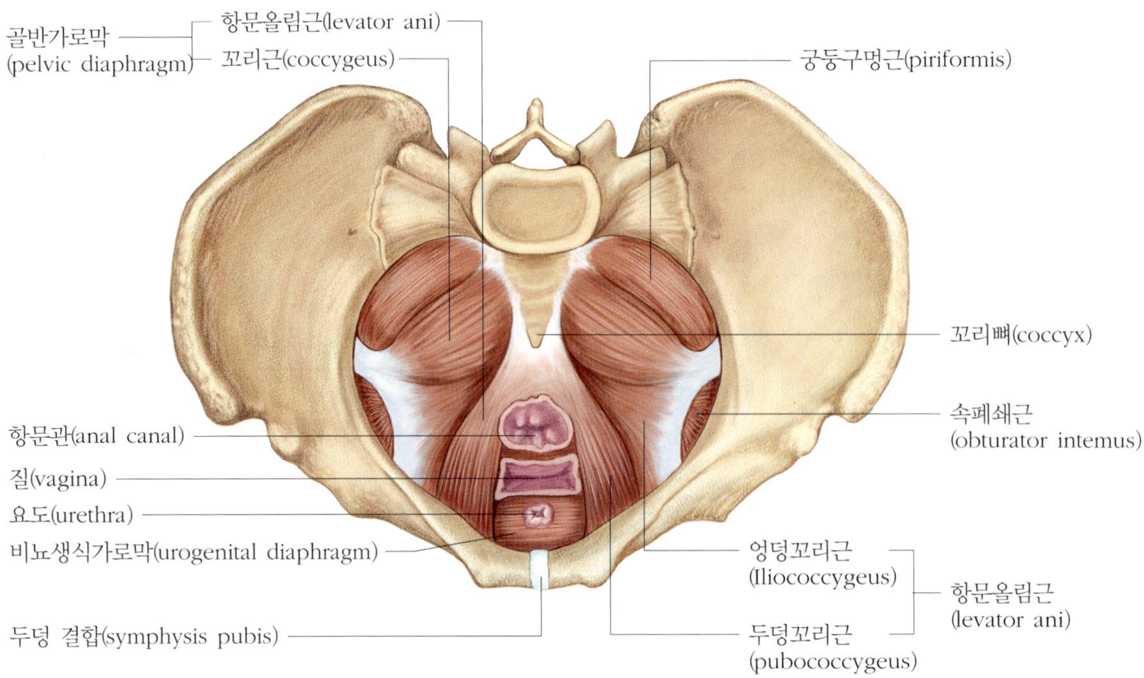

골반기저근

골반기저근은 우리가 흔히 말하는 두덩뼈(치골, pubic bone)와 양쪽 골반, 꼬리뼈를 가로지르는 얇은 막 모양의 근육입니다. 그림처럼 방광과 질, 항문을 지나기 때문에 효과적으로 골반기저근 수축운동을 할 수 있다면 골반 안쪽 근육들의 운동력을 향상시킬 수 있습니다.

운동부족으로 근력이 저하되면 골격이 약해지고 비뚤어지거나 틈이 생기게 됩니다. 이유는 골격이 근육에 의해 지탱되고 있기 때문입니다. 특히 복근이나 등줄기근육 등 골반을 지탱하고 있는 근육이 약화되면 골반이 벌어져 몸에 각종 문제를 일으키게 됩니다. 골반의 운동력이 향상되면 이런 문제들을 해소할 수 있으며 만족스러운 신체활동을 지속할 수 있게 됩니다.

특히 여성은 생리주기에 맞춰 골반이 움직입니다. 골반은 배란과 생리에 맞춰 미묘하게 벌어졌다가 닫히기를 반복하는데, 생리가 끝나고 배란 시기가 다가오면 닫히기 시작하다가 배란이 끝나고 다음 생리 시기가 오면서 다시 벌어지는 것이죠. 그래서 허리 사이즈에도 변화가 생기는 것입니다. 골반이 닫히기 시작하는 시기에는 엉덩이가 꽉 조여지다가도, 골반이 천천히 벌어지기 시작하는 시기에는 엉덩이가 편평하고 밋밋해져 처져 보입니다. 여성의 골반은 이렇게 2주마다 변화를 반복합니다.

골반의 중요성

골반은 인체의 소화기와 생식기 등을 감싸고 담아 보호하고 떠받쳐서 아래로 처지는 것을 방지합니다. 또한 골반 위에 있는 척주의 받침대 역할을 하고, 골반 아래로는 두 다리를 연결하여 몸을 지지하는 중요한 역할을 합니다. 따라서 골반은 골격의 초석으로 사람의 몸을 지탱시켜주는 가장 핵심적인 뼈라고 할 수 있습니다.

골반은 접시 모양으로 생겼으며 그 속에 중요한 장기를 담아 보호하고 있습니다. 척주가 기둥이라면 골반은 초석입니다. 건물을 만들 때 초석이 불안정하면 부실공사가 되듯이 인체의 초석인 골반이 제자리에 올바른 모양으로 있을 때 건강하다고 할 수 있습니다.

골반의 변형은 인간이 직립보행을 하면서 생긴 필연적인 결과라고 할 수 있습니다. 직립자세로 생활하게 됨으로써 내장의 모든 기관과 생식기를 떠받치고 있는 골반이 납작해지고 엉치뼈는 앞으로 기울어지는 등 변형이 일어났습니다.

골반의 변형이 오면 기둥인 척주가 구부러지게 됩니다. 척주가 변형되면 척추 주변의 근육과 인대의 균형이 무너져 혈관이나 신경을 압박하게 됩니다. 그 결과 순환장애가 발생하고, 허리뼈와 목뼈의 변형을 일으켜 디스크나 궁둥(좌골)신경통이 발생합니다. 일반적으로 척추 주변에 이상이 생기면 의료기관을 찾아 고치고자 하지만, 근본적으로 골반을 바로잡지 않으면 지속적으로 재발할 수밖에 없습니다.

사람의 몸에서 일어나는 모든 질병의 근본 원인은 골반뼈의 변형으로부터 비롯된다고 해도 과언이 아닙니다. 잘못된 자세 때문에 골반이 변형되면 양다리의 길이에도 차이가 나게 됩니다. 특히 여성의 경우 임신과 출산을 거치면서 골반에 많은 변형이 생기는데, 이는 출산 후 골반의 수축이 제대로 되지 않았기 때문입니다. 정상적인 골반의 형태에 최대한 가깝게 만드는 것은 건강한 삶을 약속하는 것이며, 여성의 아름다움을 더 빛내는 길입니다.

골반 변형의 원인

골반이 틀어지지 않은 사람은 거의 없습니다. 현대인의 대부분은 비뚤어지고 기울어지는 등 변형된 골반을 가지고 있습니다. 골반 변형의 원인을 보면 오랫동안 책상에 앉아 있어야 하는 작업환경, 운동부족, 노화, 꽉 끼는 옷이나 불편한 속옷, 잘못된 신발, 보행 방법, 자세에서 오는 이상, 가방을 한쪽으로 매는 습관, 다리를 꼬고 앉는 습관, 출산 등으로 매우 다양합니다. 그리고 골반은 사소한 뒤틀림만으로도 몸 전체에 영향을 미칩니다. 인체의 중앙에 위치한 골반에서 변형이 일어나면 비틀어진 것을 보상하기 위해 다른 부분들이 제자리를 벗어난 위치로 움직이게 됩니다. 따라서 전체의 균형을 망가뜨리고 근골격계 질환을 비롯한 여러 가지 질환이 발생하는 것입니다.

이상골반 체크법

다음의 리스트 중 한 가지라도 해당된다면 골반의 이상에 대해 의심해봐야 합니다. 한 가지라도 오랫동안 지속되었다면 골반의 변형이 상당히 진행되었다고 볼 수 있습니다.

1. 구두의 한쪽 면만 닳는다.
2. 의자에 앉을 때 항상 같은 자세로 다리를 포갠다.
3. 서 있을 때 항상 같은 다리에 중심을 싣는다.
4. 누워 있을 때 다리의 힘을 빼면 양발의 벌어지는 각도가 다르다.
5. 아랫배가 볼록하게 나와 있다.
6. 똑바로 서서 양다리를 모았을 때 무릎이 닿지 않고 벌어진다.
7. 똑바로 서서 양다리를 모았을 때 장딴지가 붙지 않고 벌어진다.
8. 좌우 엉덩이의 높이가 다르다.

골반의 유연성 증가를 위한 스트레칭

코브라 자세: 골반과 허리부위의 유연성 향상

TIP 엉덩이근육을 조여 밑으로 눌러준다.

1 숨을 들여 마시고 바닥에 엎드린다.

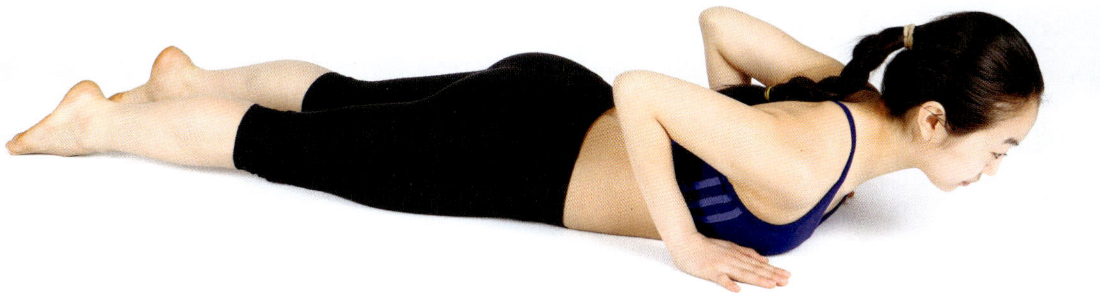

2 숨을 내쉬면서 가슴을 앞으로 내밀며 상체를 들어 올린다.

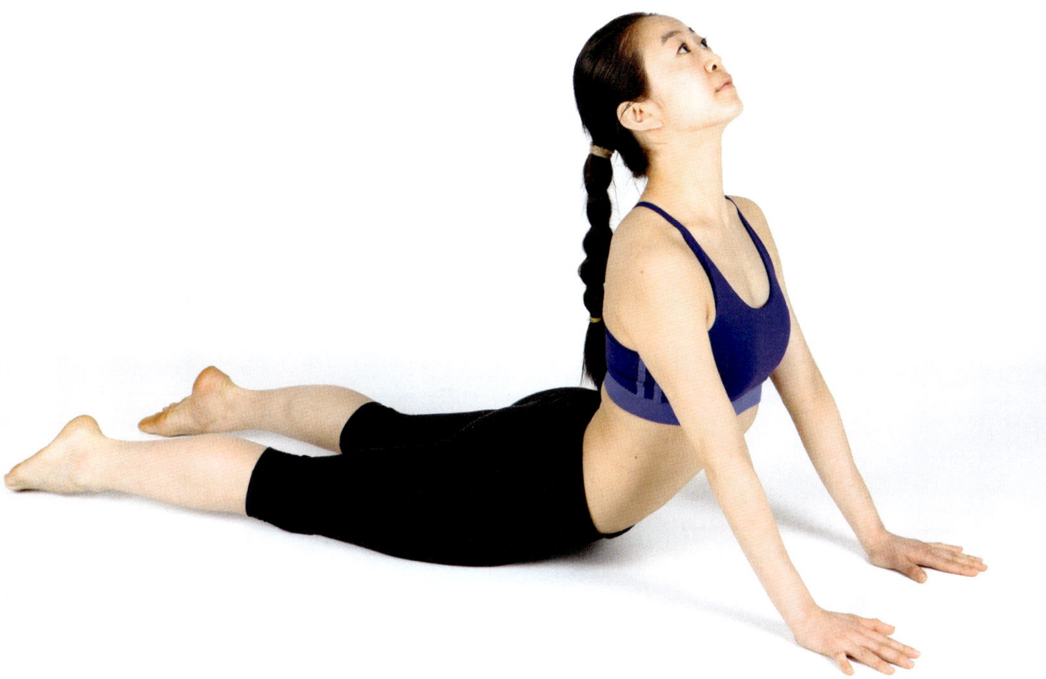

척추의 정렬 및 허리와 골반근육 유연성 향상

TIP 허리부위를 늘리면서 스트레칭한다.

1 무릎을 꿇고 손을 바닥에 짚고 엎드린다.

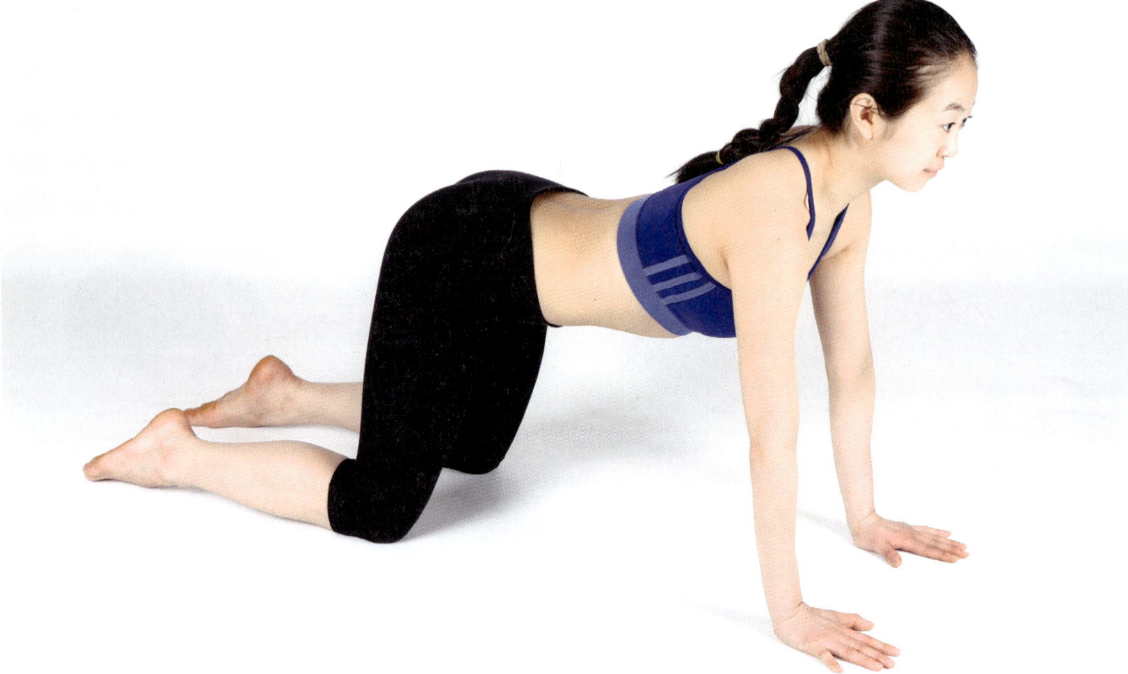

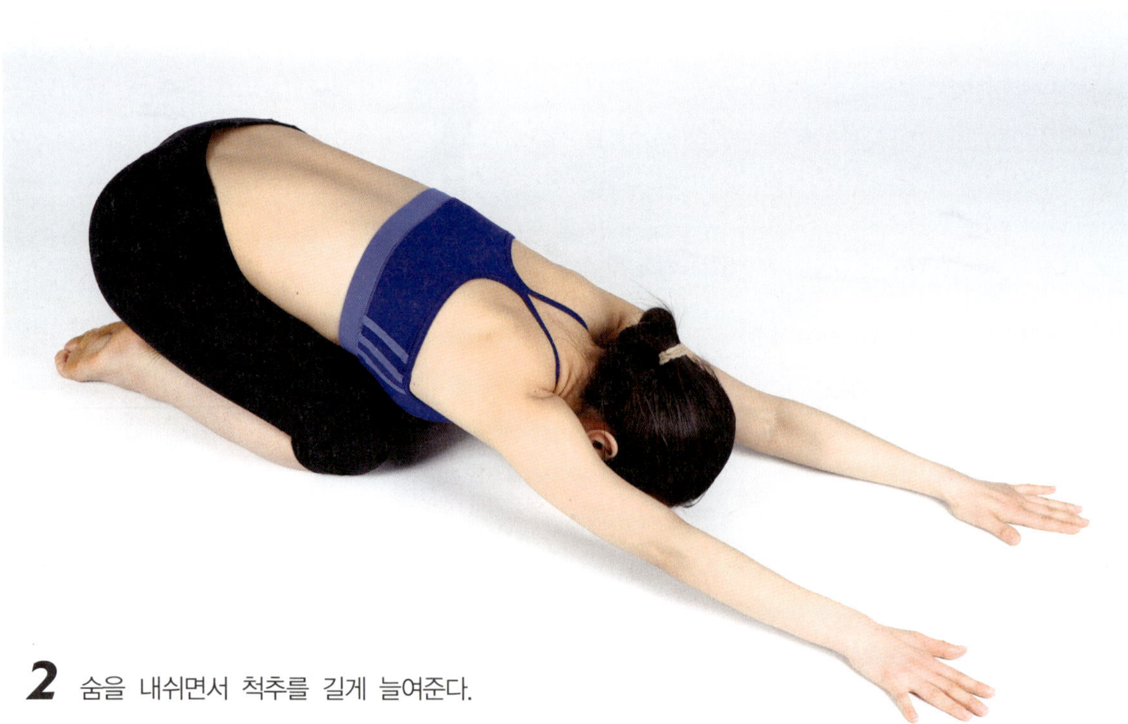

2 숨을 내쉬면서 척추를 길게 늘여준다.

허리 늘이기

골반과 허리 사이의 근육을 늘여준다.

TIP 손바닥을 바닥에 밀착시키고 엉덩이를 발뒤꿈치에 최대한 가깝게 붙여 허리부위를 최대한 늘여준다.

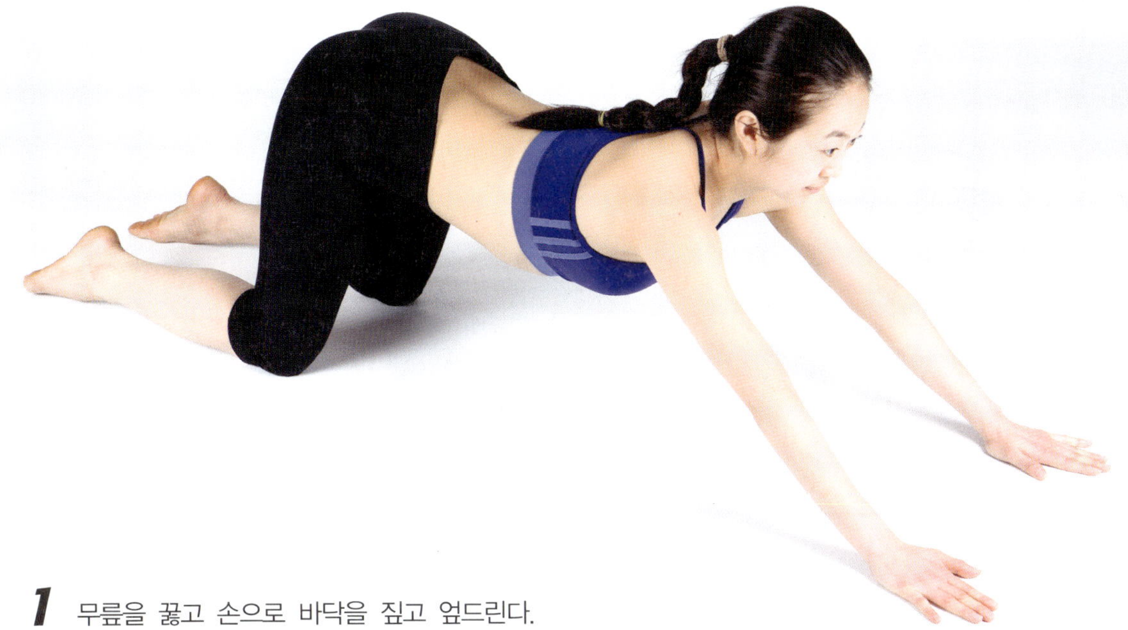

1 무릎을 꿇고 손으로 바닥을 짚고 엎드린다.

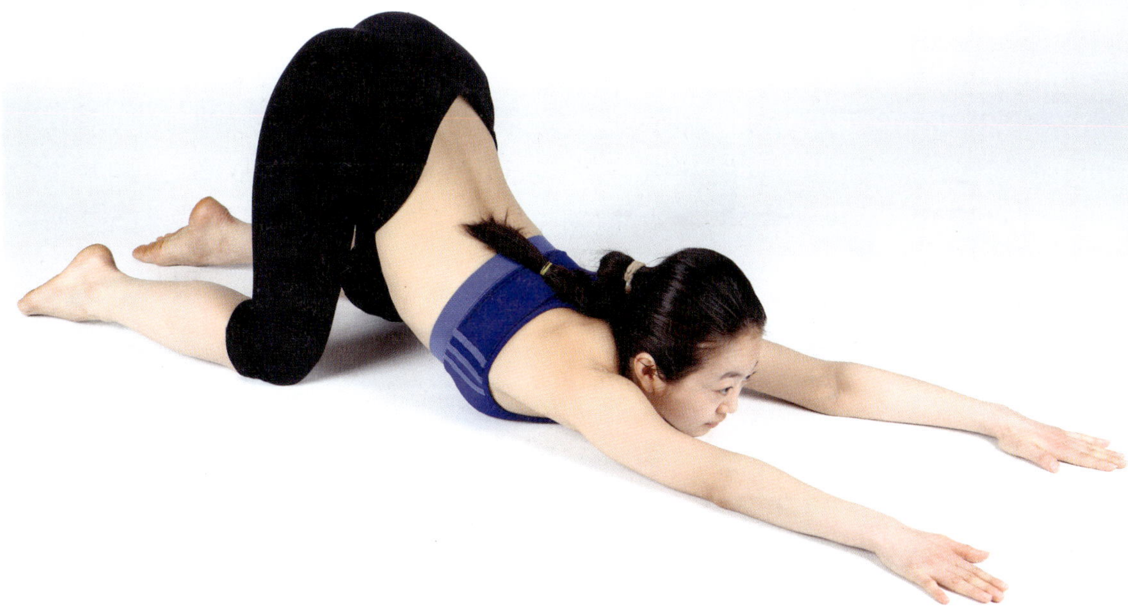

2 숨을 내쉬면서 척추를 길게 늘여준다.

브릿지 자세

골반을 열어주고 척추 앞부분을 늘여준다.

TIP 종아리는 바닥과 수직이 되게 하고 엉덩이를 최대한 위로 올린다.

1 무릎을 세우고 바닥에 눕는다.

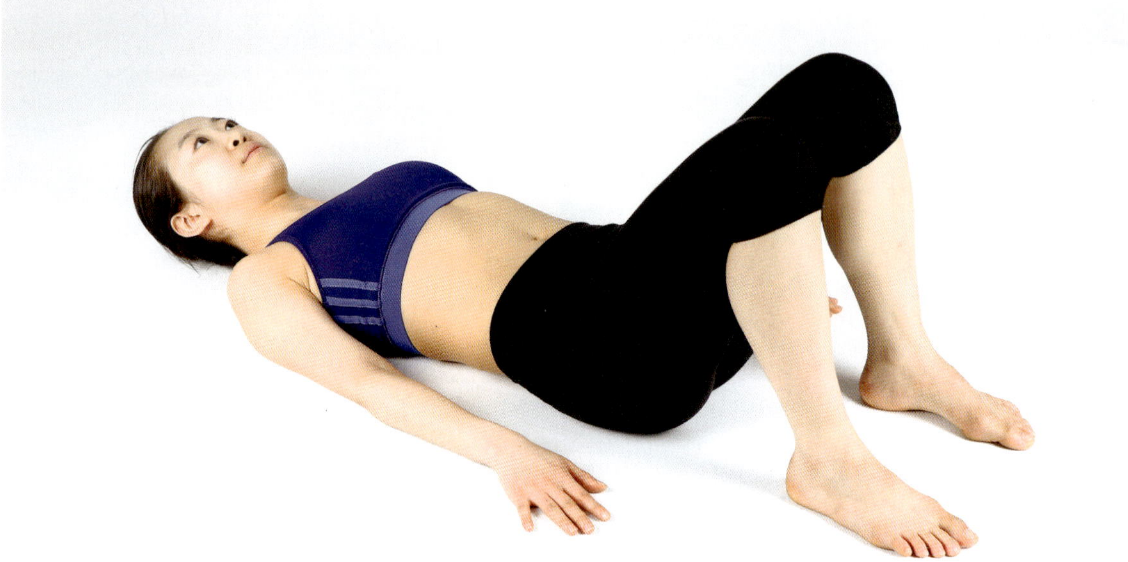

2 숨을 내쉬면서 엉덩이근육을 조여 골반을 열어주면서 위로 밀어 올린다.

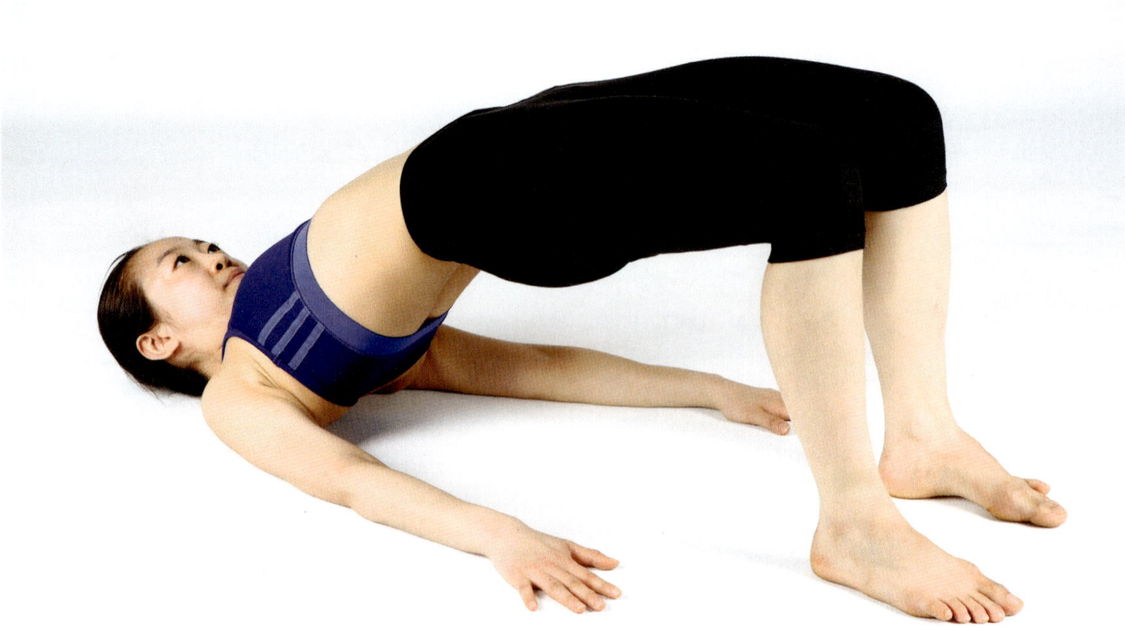

한발 가슴으로 당기기

힙조인트와 전방의 경사진 골반을 중립상태로 만들어준다.

TIP 무릎을 잡아당기면서 엉덩이 쪽으로 밀어준다.
허벅지가 복부 주변에 최대한 밀착되도록 잡아당긴다.

1 무릎을 구부리고 두 손으로 무릎을 잡는다.

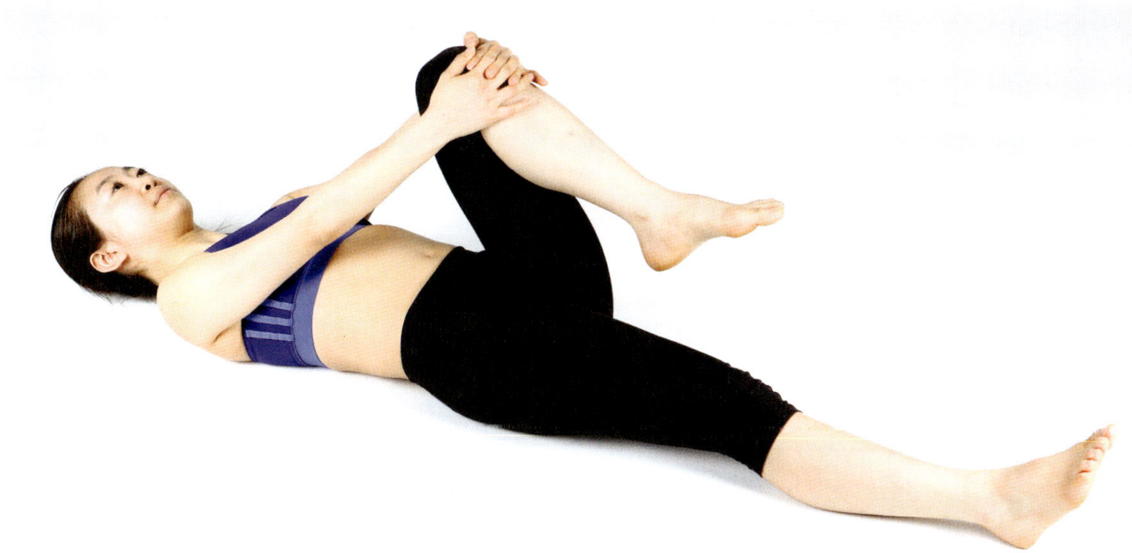

2 숨을 내쉬면서 가슴에 닿을 정도로 무릎을 잡아당긴다.

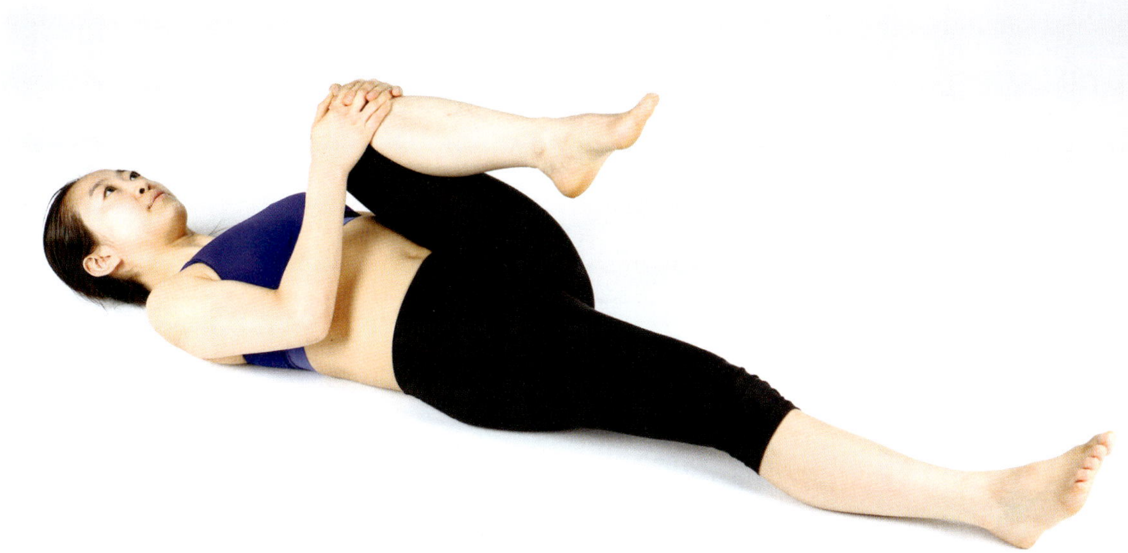

두발 가슴으로 당기기

힙조인트와 전방의 경사진 골반을 중립상태로 만들어준다.

TIP 무릎을 잡아당기면서 엉덩이 쪽으로 밀어준다.
허벅지가 복부 주변에 최대한 밀착되도록 잡아당긴다.

1 무릎을 구부리고 두 손으로 무릎을 잡는다.

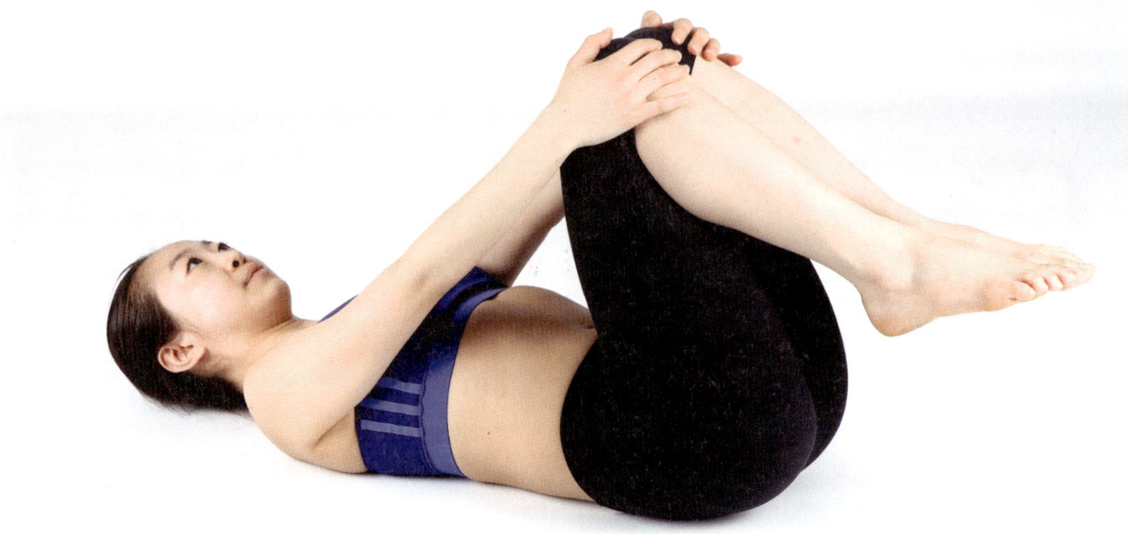

2 숨을 내쉬면서 가슴에 닿을 정도로 무릎을 잡아당긴다.

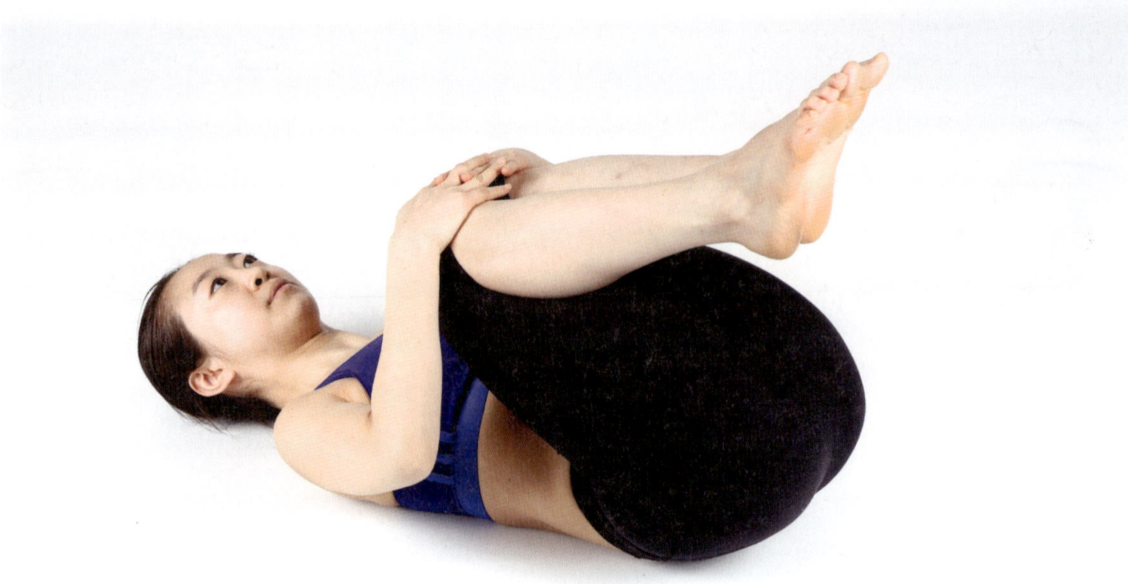

궁둥구멍근(이상근) 스트레치

골반 뒤의 궁둥구멍근(piriformis muscle)을 늘여준다.

TIP 무릎 위에 얹혀진 다리는 몸통과 수직을 이루게 하고 무릎 위의 발이 가슴에 닿아 눌릴 정도로 잡아당긴다.

1 바닥에 누워서 무릎을 구부리고 구부린 무릎 위에 다른 쪽 발을 포갠다.

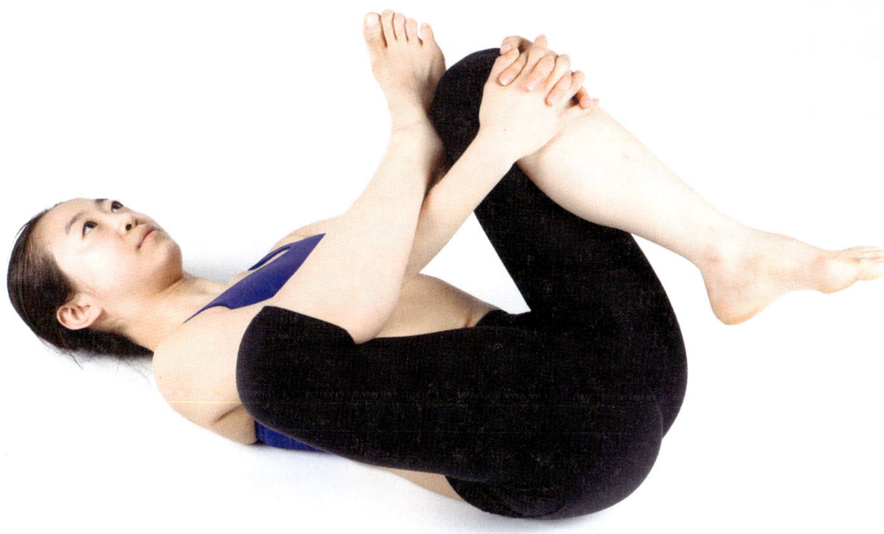

2 숨을 내쉬면서 두 손으로 구부린 무릎을 가슴 쪽으로 잡아당긴다.

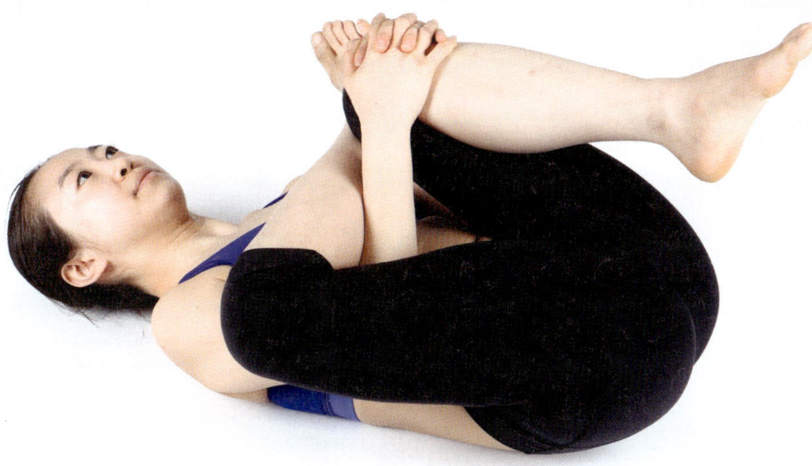

흉식호흡과 복식호흡의 차이

흉식호흡

일반적으로 가슴으로 하는 호흡을 말합니다. 가슴이 답답할 때 평소 호흡보다 크게 심호흡을 하면 시원해집니다. 평소 호흡보다 폐기능이 활성화되어 운동할 때도 심폐기능이 강화되는 효과가 있습니다. 갈비 사이사이의 근육인 갈비사이근(늑간근, intercostal muscle)을 움직이면서 하는 호흡으로 갈비뼈의 간격이 넓어지면서 흉곽이 넓어져 폐로 공기가 들어오고, 갈비뼈의 간격이 좁아지면서 흉곽이 작아져 공기가 폐에서 빠져나갑니다.

흉식호흡을 할 때 복부에 힘을 빼고 있으면 숨을 들이마실 때 복부가 오목해지고 내쉴 때 복부근육들에 힘을 주면 평평해짐을 느낄 수 있습니다. 흉식호흡을 크게 하는 것만으로 척추가 팽팽해지는 것을 느낄 수 있습니다. 일반적으로 웨이트 트레이닝, 필라테스, 케틀벨 운동에서는 흉식호흡을 사용합니다.

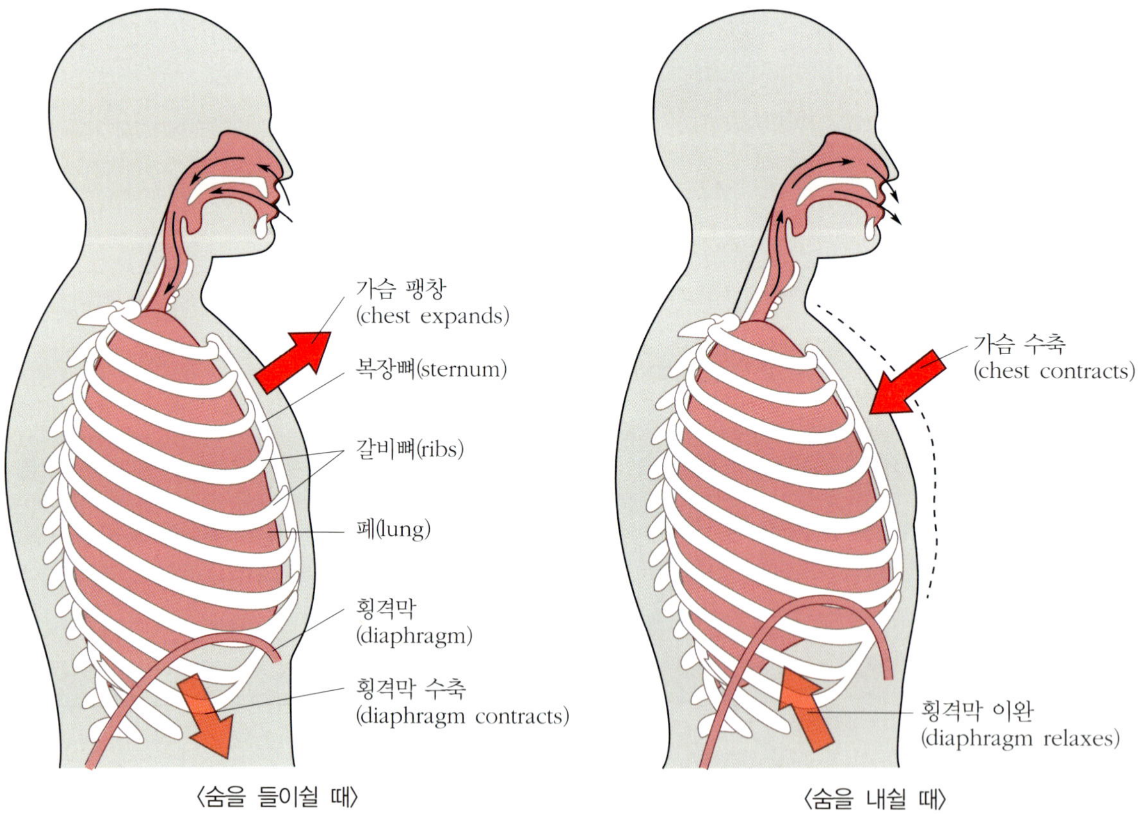

흉식호흡

복식호흡

횡격막을 이용한 호흡으로 숨을 들이마실 때 횡격막이 수축하여 배꼽 쪽으로 내려오면서 배가 앞으로 나오게 하는 호흡법입니다.

복식호흡을 할 때 배가 나오는 이유는 횡격막이 내려가면서 복부에 있는 내장 기관들이 밀려나기 때문입니다. 그 때문에 마치 배로 숨을 쉬는 듯 착각하게 되는데 배로 숨 쉬는 사람은 없습니다. 횡격막이 내려가기 때문에 윗배에 공기가 차는 느낌이 들 수 있습니다. 잠을 잔다거나 무의식적인 상태에서 하는 호흡으로 자연스럽고 편안한 상태에서 이뤄지는 호흡은 대부분 복식호흡입니다.

피트니스 센터에서 운동을 하는 많은 사람들이 복부근육 강화나 웨이트 트레이닝을 할 때 복식호흡을 하는데, 이는 잘못된 호흡법입니다.

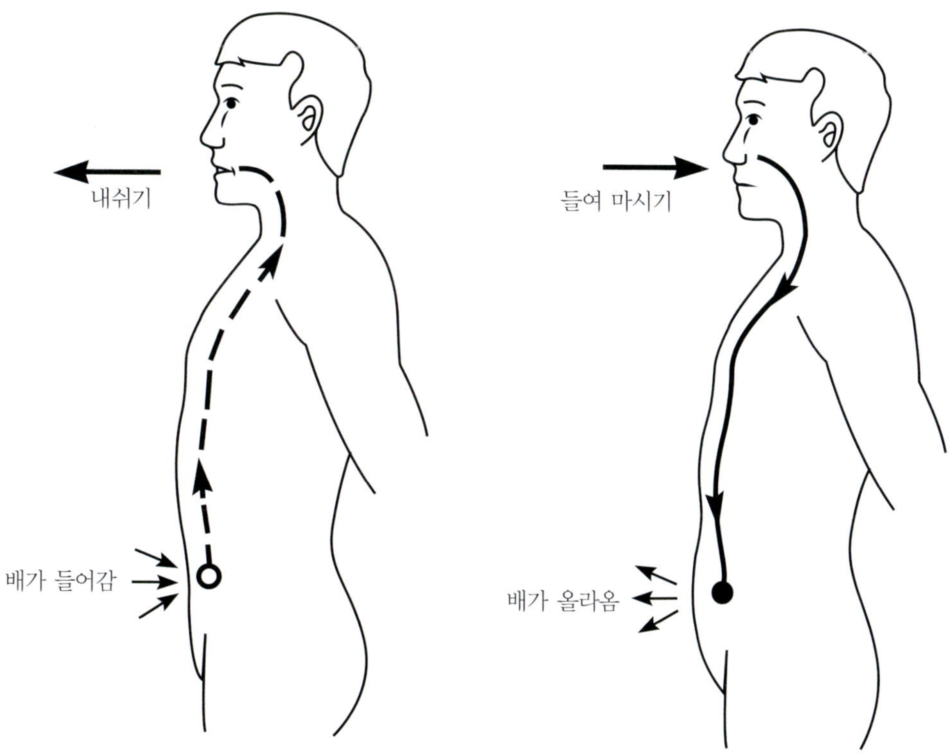

복식호흡

케틀벨은 흉식호흡으로

복식호흡을 할 때 숨을 들여 마시면 횡격막이 복부의 중간으로 내려오면서 배가 나오게 됩니다. 케틀벨 운동에서는 많은 동작들이 상체를 구부려 케틀벨을 들어 올리는 것입니다. 그런데 이때 배가 나오면 등과 허리가 굽어지므로 움직임이 부자연스러워지고 심각한 부상을 유발할 수 있습니다.

케틀벨 운동은 스윙을 할 때 흉곽으로 숨을 들여 마시면서 가슴을 앞쪽으로 내밀어 등과 허리의 척주세움근이 단축성 수축을 하면서 곧게 펴지게 하는 것입니다. 그렇게 함으로써 진자운동에 의해 등과 허리의 근육이 단단해집니다.

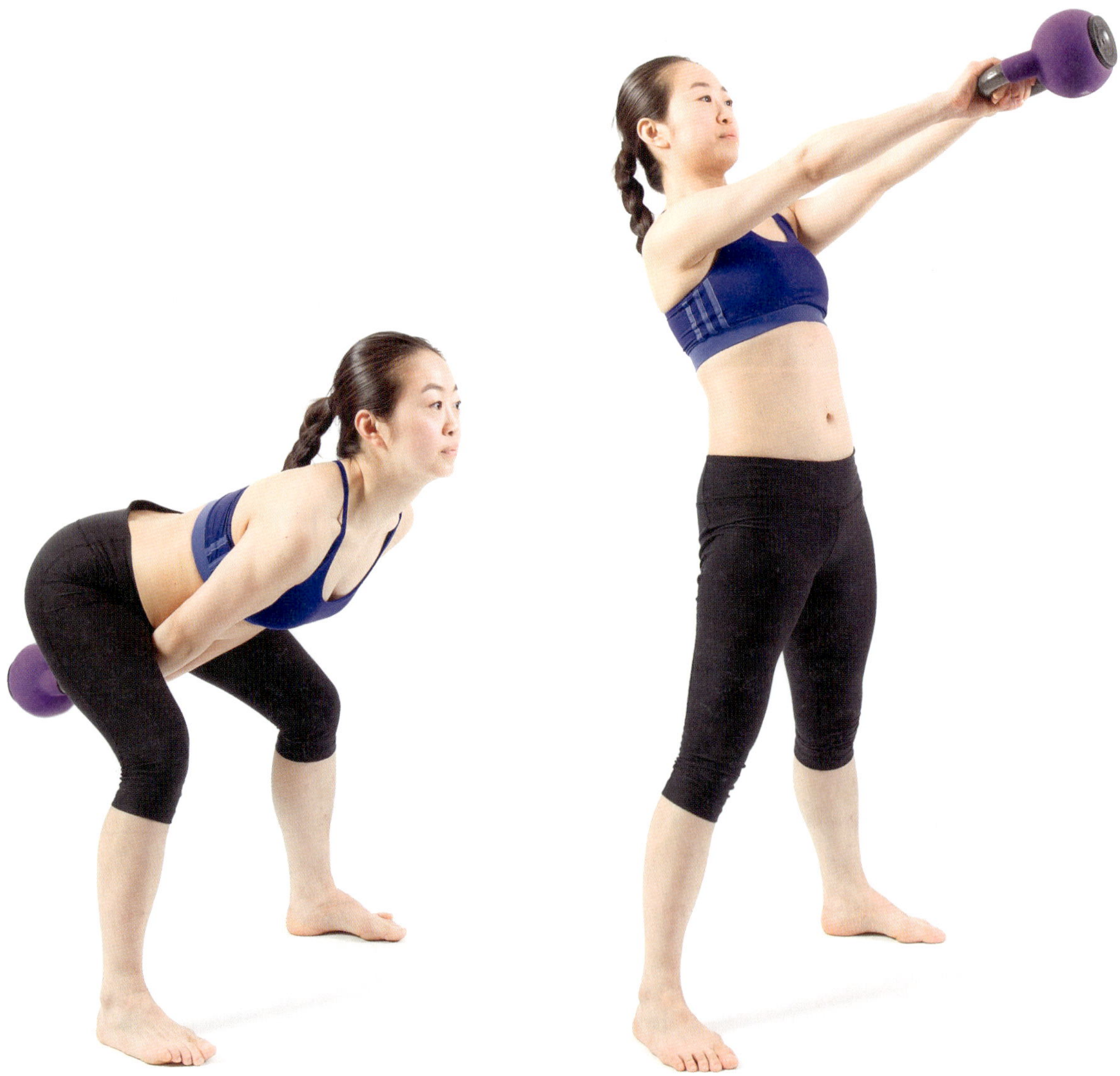

스윙으로 올린 케틀벨을 다리 사이로 내릴 때 흉곽으로 숨을 들여 마신 후 케틀벨을 다시 들어 올릴 때 숨을 내쉽니다. 이때 중요한 것은 케틀벨을 올리면서 호흡을 내쉴 때 흉곽의 근육들(갈비사이근)과 복부에 있는 근육들(배곧은근, 배속빗근, 배바깥빗근, 가로배근육)이 코르셋처럼 몸체를 강하게 조여 동작의 안정성을 증가시키는 것입니다.

대부분의 사람들은 자연스러운 호흡인 복식호흡을 사용하여 운동하려는 성향이 있습니다. 복식호흡은 등을 굽게 하면서 허리부위에 부상을 유발할 수 있습니다. 그렇기 때문에 케틀벨 운동을 시작하기 전 흉식호흡에 대해 이해하고 수많은 반복을 통해 숙달해야 합니다. 흉식호흡만으로도 굽은 등이 펴지고 아름다운 체형을 만들어갈 수 있습니다.

케틀벨로 아름답고 탄력 있는 몸매를 만들고 싶으신가요? 먼저 흉식호흡을 연습 또 연습하세요!

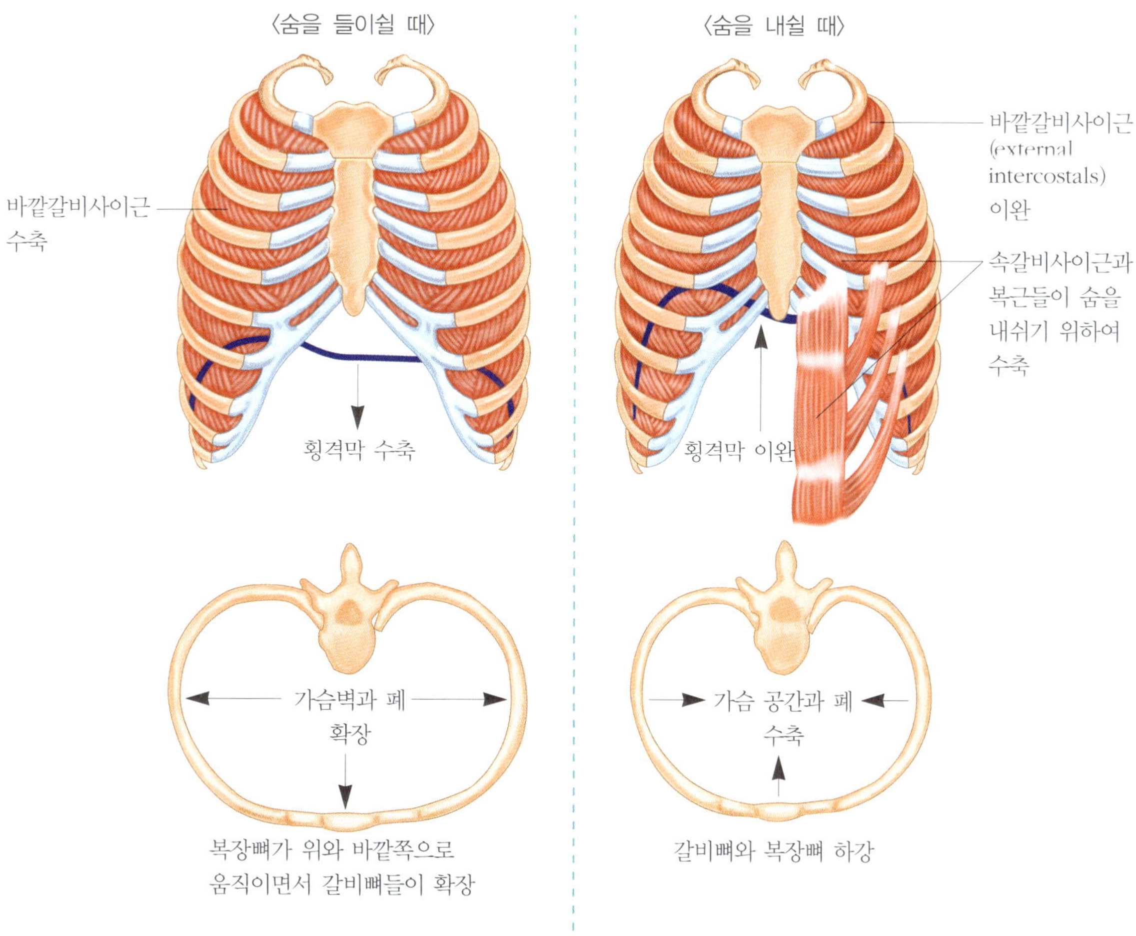

숨을 들이쉴 때와 내쉴 때 근육의 움직임

스트레칭의 중요성

현대인은 오랫동안 앉아서 생활하고 움직임이 적기 때문에 유연성이 많이 떨어져 있습니다. 유연성은 근육을 정확하게 움직이는 근신경계의 효율성과 관련이 있습니다. 유연성이 떨어지면 관절을 움직일 수 있는 정상적인 가동범위(range of motion)가 줄어들고, 근육의 긴장이나 불균형으로 인해 일상생활이나 운동 시에 상해에 쉽게 노출될 수 있습니다.

스트레칭을 통한 유연성 증가효과에는 여러 가지가 있습니다. 스트레칭은 근육의 불균형을 감소시키고 관절의 가동범위를 증가시켜 근육의 과다사용으로 인한 상해의 발생을 감소시킵니다. 한 방향으로만 근육을 쓰는 사람들은 근육이 길어지거나 짧아지는 등의 불균형이 일어나는데, 이런 경우 스트레칭을 통해 근육의 불균형을 해소할 수 있습니다. 또한, 관절의 가동범위 증가로 관절의 스트레스를 줄이고 근육의 긴장을 풀어주며 근신경의 효율과 기능을 향상시킵니다.

스트레칭을 할 때에는 신체의 정상 체온보다 약간 높은 상태가 될 때까지 실시하는 것이 관절의 가동범위를 증가시키는 데 효과적입니다. 케틀벨 운동을 할 때는 인체의 중심인 코어부위의 근육들이 중점적으로 사용되기 때문에 어깨, 등, 허리, 골반, 다리 등 큰 근육의 유연성 향상을 위한 스트레칭이 꼭 필요합니다.

큰 근육을 스트레칭할 때는 수동적 스트레칭(passive stretching)과 정적 스트레칭(static stretching)을 실시하는 것이 효과적입니다. 한 동작을 10초 이상 유지하는 것이 유연성을 높이는 데에 효과적입니다. 스트레칭은 관절의 유연성을 기르고 운동시 최적의 몸 상태를 유지하여 운동의 효과를 높여주며 부상 위험을 줄여주는 효과가 있습니다. 그러므로 신체 각 부위별로 통증을 느끼지 않는 범위에서 스트레칭을 실시하면 혈액순환, 체온상승뿐 아니라 근육에 산소공급을 원활히 하여 지속적으로 운동을 할 수 있게 해줍니다. 특히 케틀벨 운동 중간에 불완전 휴식으로 스트레칭을 실시하면 더욱 좋습니다.

심박수와 심박출량과의 관계

고대 철학자 아리스토텔레스는 “생명은 최초의 심장박동으로 시작되며 마지막 박동으로 끝난다.”라고 하였습니다. 태어나면서부터 생명이 유지되는 한 심장은 끊임없이 뜁니다. 심장의 근육은 수축운동으로 동맥을 통해 혈액을 온몸 구석구석에 내보내고 다시 확장하여 정맥으로 피를 받아들입니다. 성인 기준으로 심장의 크기는 약 250~350g으로 주먹보다 조금 크며, 심장의 내부에는 우심방과 우심실, 좌심방과 좌심실 4개의 방이 있습니다. 심장박동을 지속하는 동력원은 우심방에 있는 동방결절이라는 곳에서 생기는 전기신호이며, 이 신호에 의해 1분에 약 5L의 혈액을 온몸으로 내보냅니다.

건강한 사람의 평상시 심장박동수(심박수)는 분당 60~80회가 정상이며, 유산소 운동을 규칙적으로 하는 마라토너의 심박수는 50회 정도입니다. 심박수가 느리면 기대수명이 길다는 연구결과가 있습니다. 분당 600회 뛰는 생쥐의 수명은 5년, 분당 약 6회인 갈라파고스 바다거북은 평균수명이 170년 이상, 분당 150~170회인 개와 고양이는 약 15년 정도라고 합니다(《안정시의 심박수와 기대 여명 *Rest heart rate and life expectancy*》, 미국심장학회지, 1997).

분당 심박수가 높다는 것은 심장이 더 많은 운동을 한다는 것을 의미합니다. 즉 심장에 과부하가 걸린다는 의미이기 때문에 심장혈관질환 발생위험이 높아집니다. 미국심장학회는 관상동맥질환자의 심장 부담을 줄이기 위해 고혈압 · 당뇨병 · 비만 등 위험요소를 관리함과 함께 평균 심박수를 유지하도록 권고하고 있습니다.

심박수가 낮아지면 심장의 1회 수축에 의한 심박출량이 증가하여 장시간 운동할 수 있습니다. 반대로 안정시 심박수가 높은 경우에는 가슴이 아프고 숨이 차면서 심장이 펌프운동을 많이 해서 빨리 지치게 됩니다. 그래서 결국 심근경색이나 협심증 등의 허혈성 심장질환을 일으킬 수도 있습니다.

케틀벨 운동은 인체의 큰 근육을 사용하는 운동이기 때문에 안정시 심박수와 운동 중 심박수의 변화에 많은 관심을 가져야 합니다. 전문가의 도움을 받는 것이 가장 좋은 방법이지만 조금만 관심을 가진다면 운동 중의 위험으로부터 자신을 보호할 수 있습니다. 심박수를 측정하는 방법은 손목의 노동맥(요골동맥)과 목의 경동맥에 맥박수를 재는 것입니다. 10초간 쟀다면 6을 곱하고(10초×6), 15초 동안 쟀을 때는 4를 곱하면(15초×4) 그 숫자가 자신의 분당 심박수입니다.

케틀벨 운동의 안전수칙

대부분 운동의 목적은 건강증진입니다. 특히 케틀벨은 쇳덩어리로 만들어졌으므로 잘못된 방법으로 운동하면 건강을 증진하기는커녕 부상을 당할 수도 있습니다. 본인뿐 아니라 타인에게도 상처를 입히는 큰 사고가 일어날 수 있음을 명심하시기 바랍니다.

운동을 시작하기 전 전문가와 상담하세요.

운동전문가인 퍼스널트레이너 및 각종 운동전문가와 상담하시기 바랍니다. 특히 건강에 문제가 있다고 생각하시는 분은 1급 생활체육지도자인 운동처방전문가와 상담하세요. 심장에 문제가 있다면 반드시 심장전문의와 상담해야 합니다. 1급 생활체육지도자인 운동처방전문가라면 안전한 운동을 할 수 있도록 안내할 것입니다.

항상 주변 환경을 의식하세요.

건물 손상 또는 인명피해가 발생할 우려가 없는 곳에서 운동을 하고, 운동 시에도 반드시 안전거리를 유지하세요. 지면은 평평한 곳이어야 합니다. 바닥이 패여 있다거나 내리막 또는 오르막 지형이면 허리나 무릎에 부상을 입을 수 있습니다. 야외에서 운동할 경우에는 태양을 등지고 실시하는 것이 안전합니다.

올바른 신발을 신기 바랍니다.

운동 시에는 가급적 맨발이거나 쿠션이 없는 신발을 신어야 합니다. 농구화나 테니스화 등 쿠션이 있는 신발은 좋지 않습니다. 케틀벨 운동에 가장 적합한 신발은 '파이브 핑거스'라는 신발입니다. Christopher McDougall이 쓴 『Born To Run』에서는 맨발운동이 건강에 무척 효과적임을 이야기하고 있습니다.

습관처럼 운동하세요.

어떤 운동을 하든 생각하면서 나오는 자세가 아니라 수많은 반복에 의한 항상성(homeostasis)에 의해 운동하하도록 습관을 들이시기 바랍니다. 인체에 자연스러운 움직임이 기억되어 생각할 사이도 없이 동작이 이뤄지도록 평소에 정확한 동작으로 연습하는 것이 중요합니다. 특히 스윙이나 스내치 세트를 끝내고 케틀벨을 내려놓을 때 체중이 발가락 쪽으로 쏠리면서 내려놓거나 등을 구부리고 내려놓는 자세는 허리부위에 심각한 부상을 유발할 수 있습니다. 케틀벨이 몸에서 완전히 떨어졌을 때 비로소 운동이 끝난 것입니다.

불완전 휴식을 하시기 바랍니다.

케틀벨 운동은 강력한 심박출량을 필요로 하는 운동입니다. 심한 운동 후에 아무것도 하지 않고 앉아 있거나 누워서 호흡을 거칠게 하고 있다면 심장은 더 큰 부담을 느끼게 됩니다. 그 이유는 몸이 심한 산소부족에 시달리기 때문입니다. 그러므로 근육들, 특히 큰 근육을 움직여줘야 합니다. 가장 큰 근육은 허벅지근육입니다. 큰 근육을 움직여 혈류가 다시 심장으로 돌아가게 해야 합니다. 완전 휴식을 취하는 것보다 가벼운 움직임으로 휴식하는 방법이 체지방 감소와 피로회복에 더 효과적이라는 것은 발표된 여러 논문을 통해 입증되고 있습니다. 고강도운동으로 더욱 많은 칼로리를 소비하는 운동을 지속한다면 모든 사람이 원하는 날씬하고 탄력 있는 몸매를 가질 수 있습니다.

운동강도는 점진적으로 증가시키고 몸의 소리에 귀 기울이기 바랍니다.

운동강도를 변화시키는 방법으로는 중량, 반복횟수, 세트, 시간 등이 있습니다. 여성을 위한 강도 변화는 중량보다 반복횟수의 변화가 가장 효과적입니다. 반복횟수로 운동량을 증가시키면 여성들이 원하는 날씬한 몸매와 스테미너 넘치는 건강미를 가지게 될 것입니다.

유연성 향상을 위해 스트레칭을 하세요.

모든 운동의 기본은 관절과 관절의 유연성 증가입니다. 심지어 일상생활에서도 유연성이 좋으면 모든 부상의 위험성이 줄어듭니다. 활력 넘치는 일상과 아름다운 몸매를 원하신다면 스트레칭을 하세요. 그리고 케틀벨을 잡으시기 바랍니다.

이럴 땐 위험해요, 전문가의 상담을 받으세요!

- 근육의 피로가 누적되었을 때
- 심장 혈관의 피로에 의한 숨가쁨, 가벼운 두통, 빈혈, 창백한 얼굴, 메스꺼움, 심박동이 최대 심박수를 넘긴 심박동, 불규칙한 심장박동이 느껴질 때
- 호흡곤란이 올 때
- 가슴통증이 오거나 통증이 목, 어깨, 혹은 등쪽으로 뻗칠 때
- 악화되어 가는 퇴행성관절염이 있을 때
- 허리디스크 병력이 있을 때
- 동공이완, 호흡속도의 변화, 홍조나 창백함, 어지럼증 등 신경과부하 증상이 나타날 때
- 귀에서 웅웅거리는 듯한 이명현상이 나타날 때

골반기저근이 약해지는 원인

1. 임신과 출산(pregnancy and childbirth)
2. 운동부족(lack of exercise)
3. 비만-특히 복부비만(obesity-abdominal obesity)
4. 노화(ageing)
5. 변비 (constipation)
6. 흡연(smoking) 및 천식(asthma)으로 인한 만성기침(chronic cough)

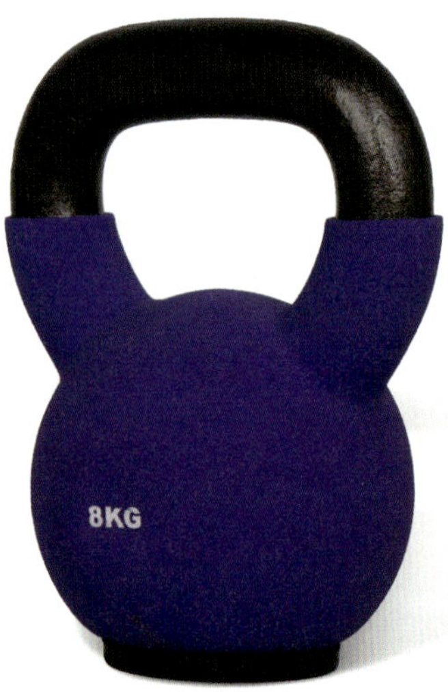

CHAPTER TWO

기초과정–유연성 증가를 위한

골반 주변 관절의 부드러움과 유연성을 위한 골반 돌리기(pelvic circle)

골반부위의 근육들은 복부 앞쪽의 배곧은근(복직근)과 옆구리 부위의 배속빗근(내복사근), 배바깥빗근(외복사근), 가로배근육(횡복근)이며 허리의 주변근육과 함께 척추를 받쳐주는 협력근으로 작용합니다. 또한 골반 밑으로는 엉덩이근육과 넙다리(대퇴부)근육들로 형성되어 깔때기 모양을 하고 있습니다. 골반은 좌우 회전운동과 복합적인 움직임을 보입니다. 우리나라와 일본 같은 동양에서는 양반다리를 한다거나 다리를 꼬는 습관이 있어서 좌우 골반의 균형이 깨지고 골반이 틀어지는 만성질환이 일어나기 쉽습니다. 케틀벨 운동은 골반과 주위의 큰 근육들을 사용하기 때문에 골반의 부드러움과 골반 위아래로 이어져 있는 관절부위의 유연성을 높여줍니다. 이러한 효과를 주는 운동방법을 알아보겠습니다.

골반 앞뒤로 기울이기

1 똑바로 서서 두 다리를 어깨너비로 벌린다.

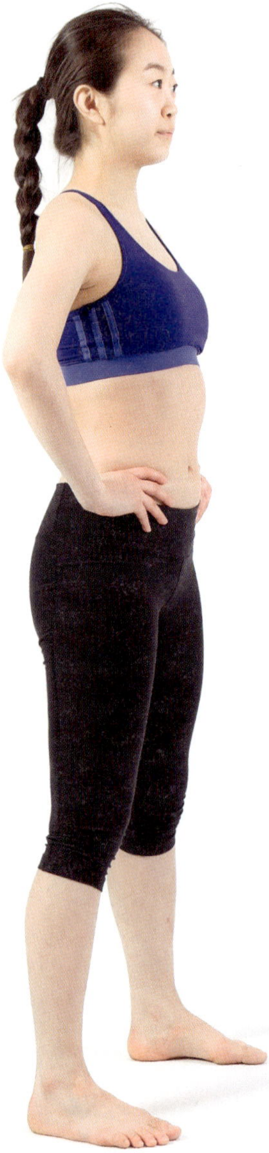

2 무릎을 구부리면서 엉덩이를 뒤로 뺀다(엉덩이가 앞으로 기울어짐).

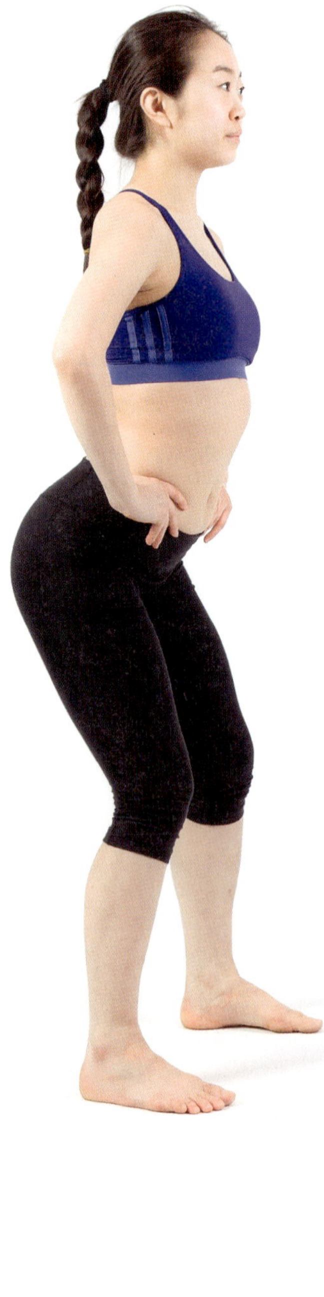

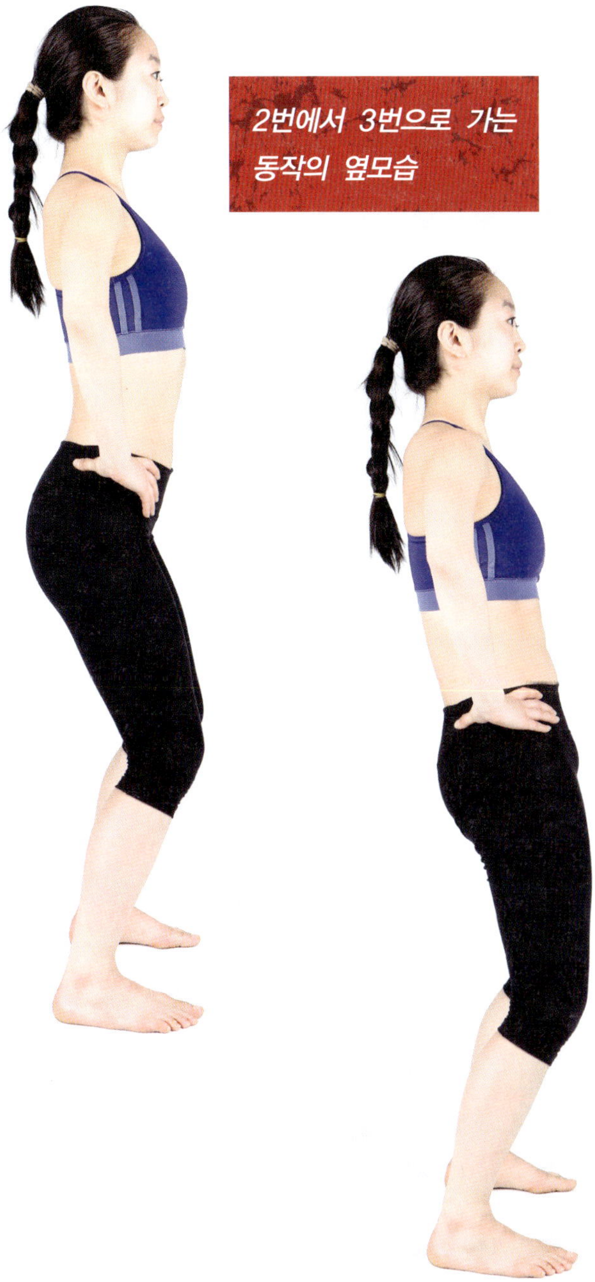

2번에서 3번으로 가는 동작의 옆모습

3 2번 자세 후 엉덩이를 앞으로 밀어준다.

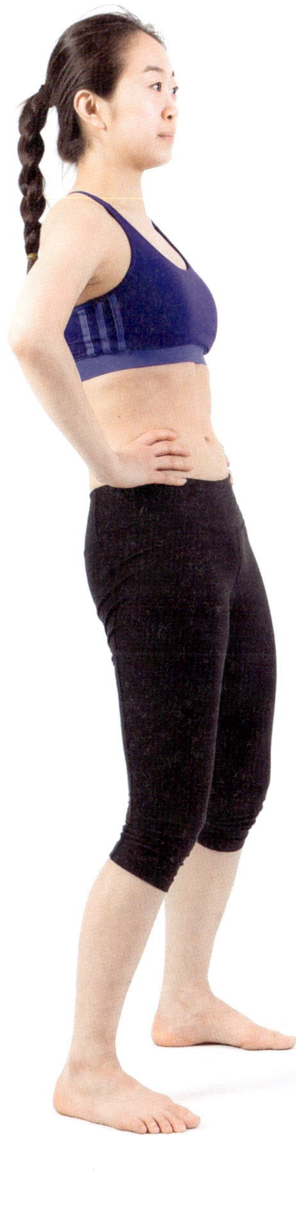

골반 좌우로 기울이기

1 발을 어깨너비로 벌리고 선 후 다리를 약간 구부린다.

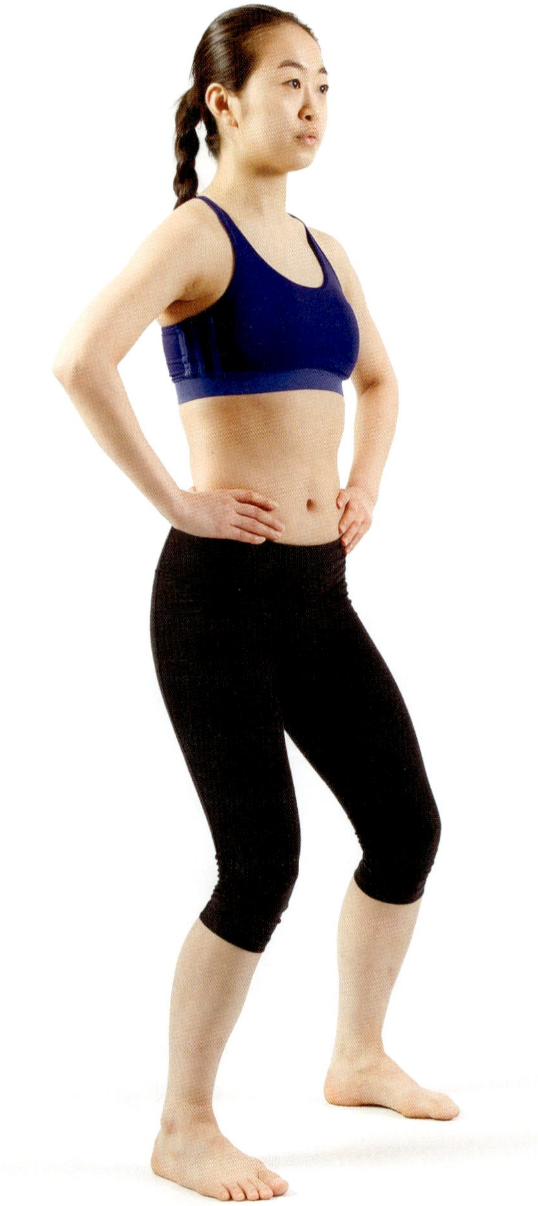

2 한쪽 다리는 살며시 구부리고, 펴진 다리 쪽 옆구리 근육을 수축시킨다.

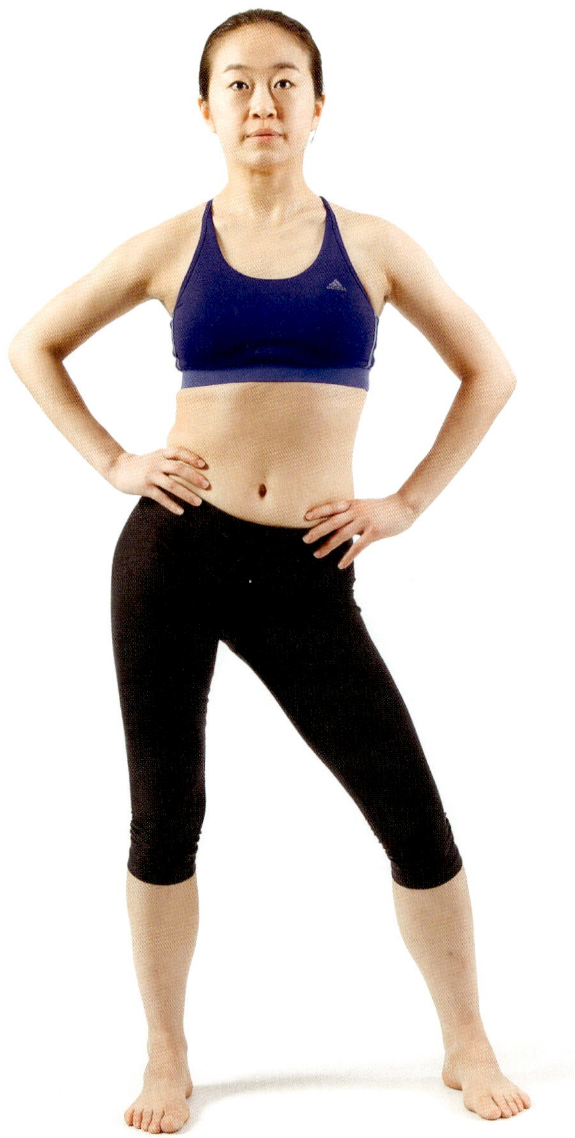

3 다리의 모양을 바꾸면서 반대쪽도 2번과 같은 방법으로 실시한다.

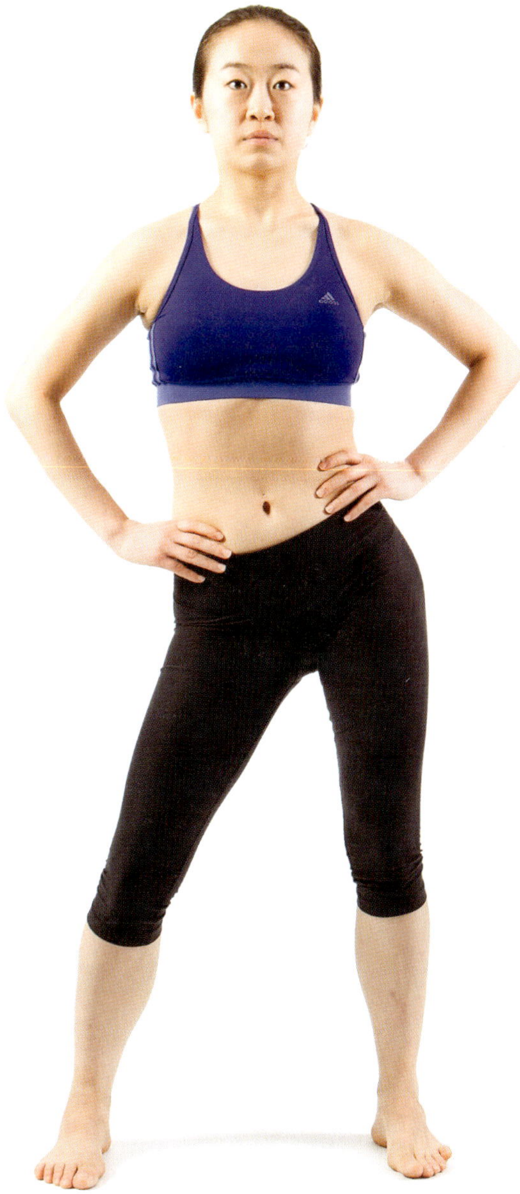

골반 돌리기

'골반 앞뒤로 기울이기'와 '골반 좌우로 기울이기'를 합친 동작

1 발을 어깨너비로 벌리고 선 후 다리를 약간 구부린다.

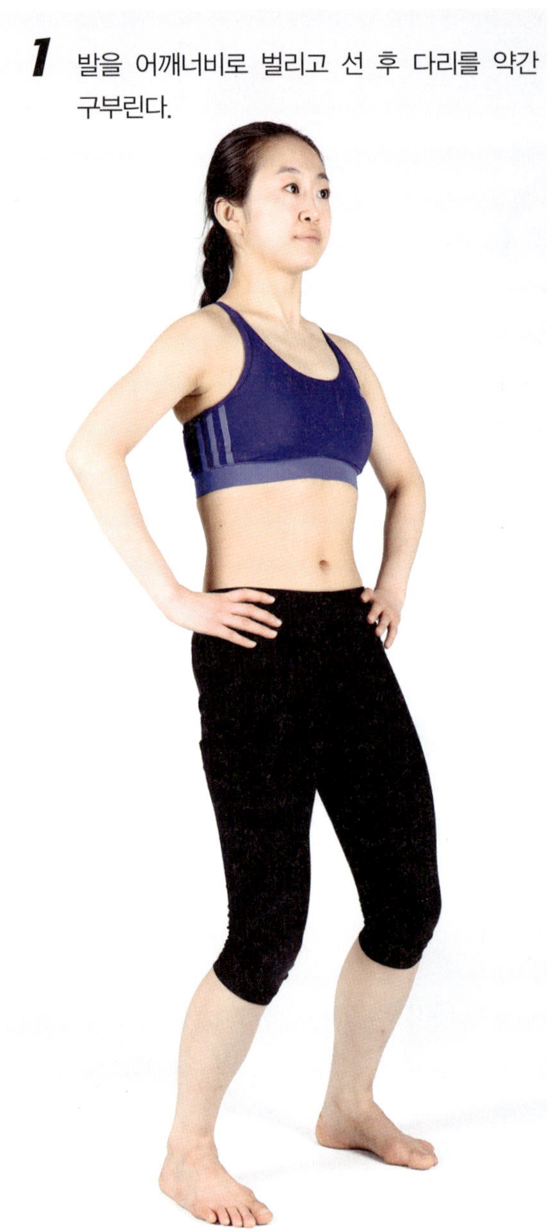

2

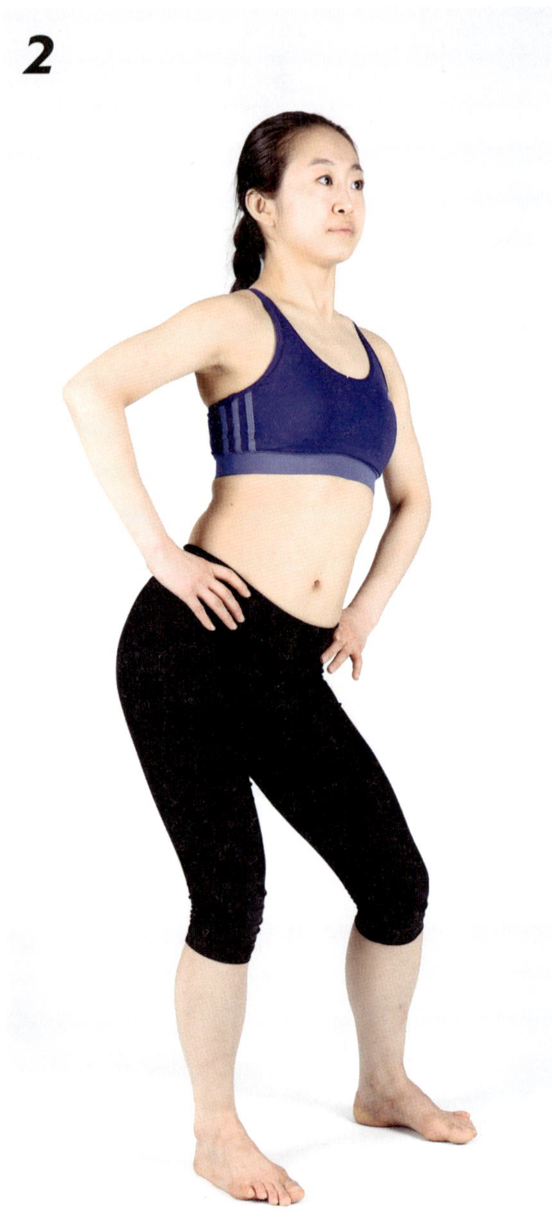

2~4 앞으로 골반을 기울인 후(엉덩이를 뒤로 뺀 상태) 골반을 왼쪽으로 원을 그리듯 돌리면서 앞으로 기울였다가 처음 상태로 돌아간다.

3

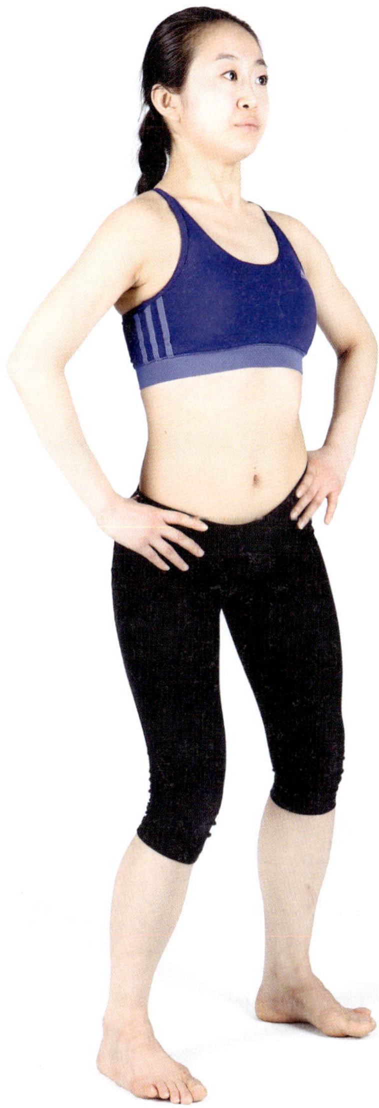

4

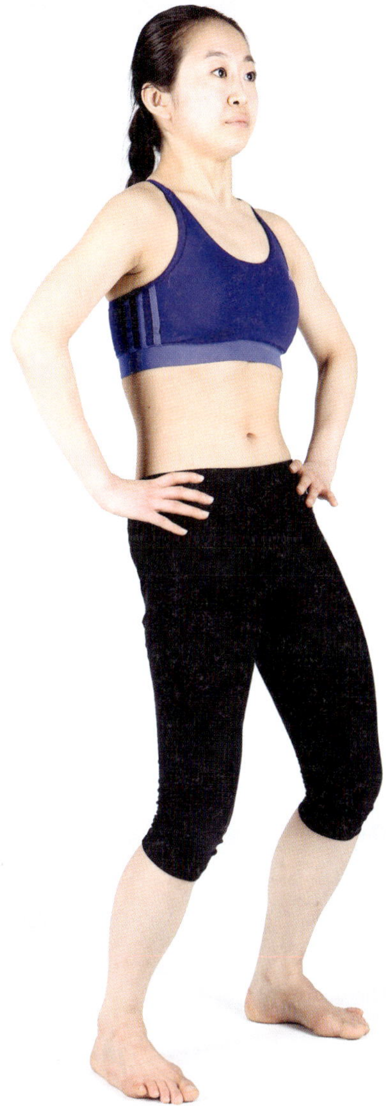

1. 골반이 돌아가는 부분의 근육들이 탄탄해짐을 느끼면서 실시한다.
2. 엉덩이가 먼저 돌아가고 허벅지가 따라가듯 움직여야 한다.

허리와 엉덩관절(고관절)의 유연성 증가를 위한 면벽 스쿼트

존 두 케인의 훌륭한 프로그램인 〈The Qigong Recharge〉 중 만리장성 스쿼트(Chinese wall squat)의 변형된 동작을 인용한 것으로 등과 엉덩이, 엉덩관절의 유연성 발달에 탁월한 효과가 있으며 케틀벨 운동의 풀링(데드리프트, 스윙)과 스쿼트 동작에 효과적입니다.

다음 동작은 자세불량으로 척추뒷굽음증(척추후만증, kyphosis)이 있는 사람들의 교정운동으로 매우 좋습니다. 실제로 40대 초반의 여성분이 척추앞굽음증(척추전만증, lorfosis)과 척추뒷굽음증으로 등 가운데 부분(가장 많이 굽는 곳)이 굽어서 통증에 시달렸는데, 교정운동으로 면벽 스쿼트를 실시해서 큰 효과를 보았습니다. 이 자세를 취할 때는 가슴을 앞으로 열어주고 등과 허리를 쭉 편 채로 실시해야 합니다.

1 발끝이 벽에서 7~8cm 정도 떨어지도록 벽과 마주 보고 선다. 양발을 어깨보다 넓게 벌리고 발가락은 30~45도 정도 바깥으로 향하게 한다.

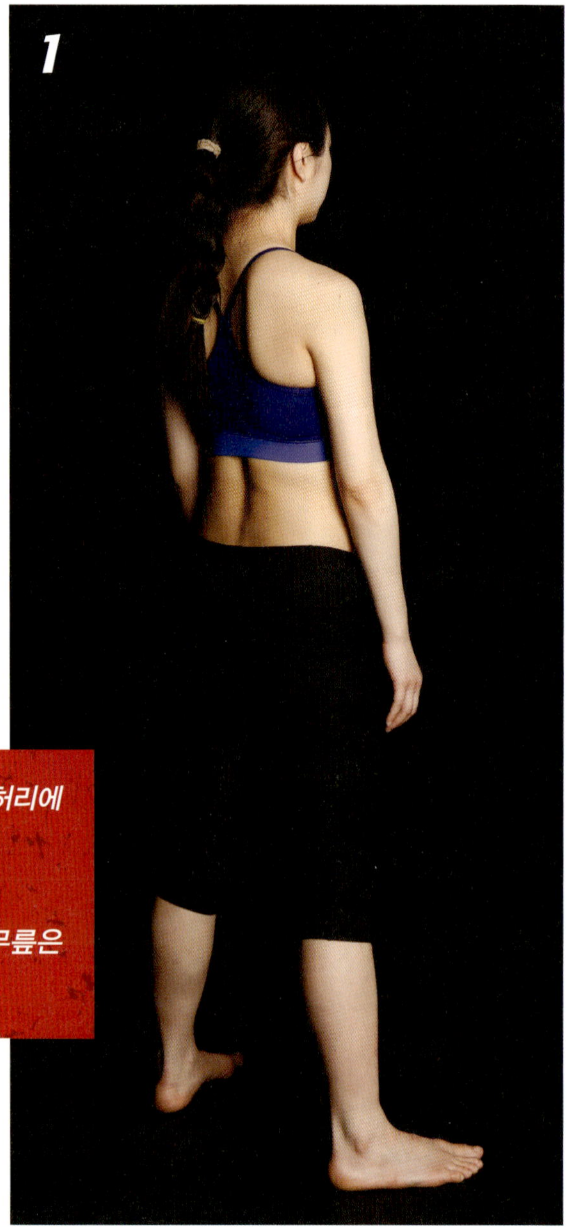

- 모든 동작은 가슴을 펴고 실시하며 등과 허리에 힘을 주어야 한다.
- 동작을 하는 동안 시선은 정면을 향한다.
- 팔은 자연스럽게 내려뜨리고 발가락과 무릎은 같은 방향을 향하게 한다.

2 엉덩이를 뒤로 빼면서 무릎을 구부린다(무릎보다 엉덩이가 약간 높게).

3 가슴을 펴고 등과 허리근육에 힘을 주면서 일어난다. 이때 뒤로 뺐던 엉덩이를 활을 쏘듯 앞으로 쏘아 보내며 일어난다.

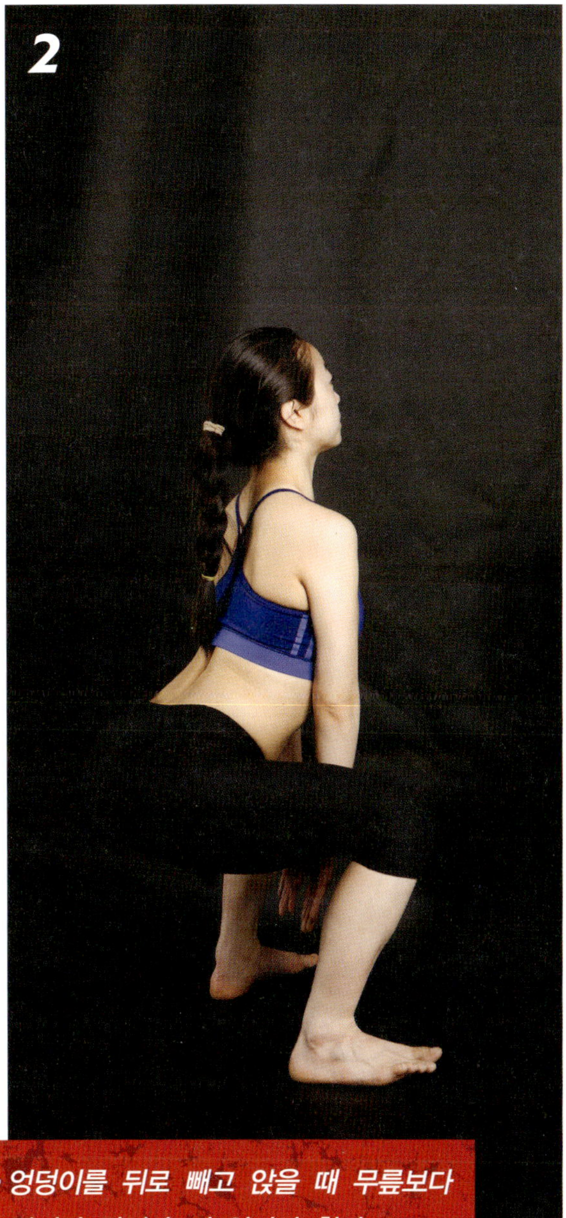

- 엉덩이를 뒤로 빼고 앉을 때 무릎보다 낮거나 많이 높지 않아야 한다.
- 구부린 무릎의 폭이 좁아지거나 넓어진다면 잘못된 동작이다.

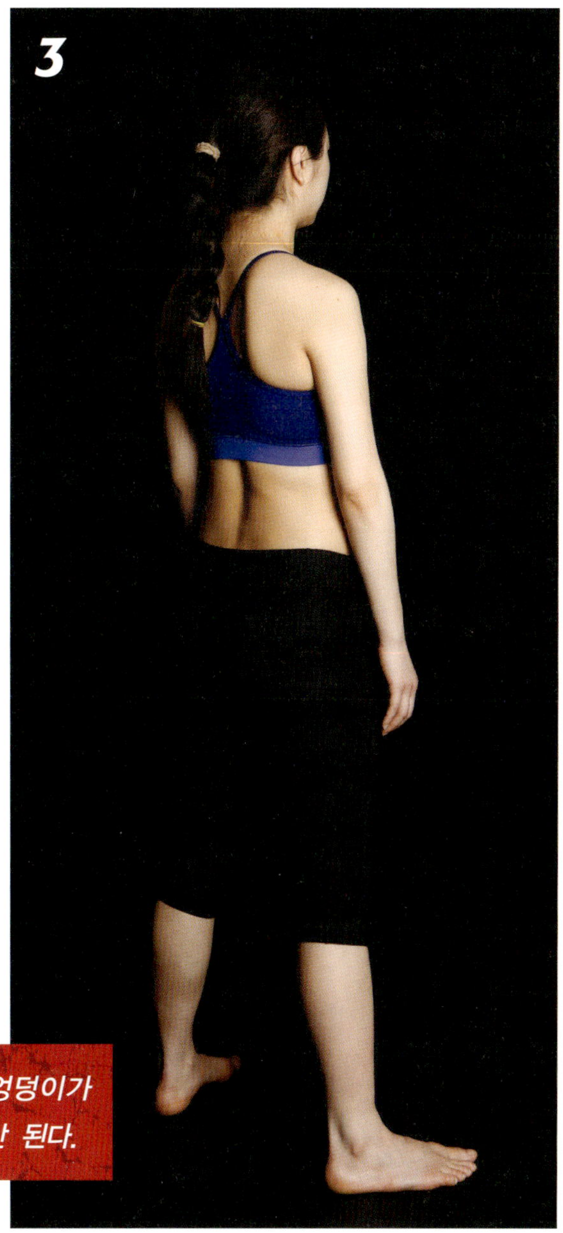

일어날 때 등이 굽거나 엉덩이가 먼저 들리면서 일어나면 안 된다.

허리와 엉덩관절의 유연성 증가를 위한 면벽 스쿼트의 잘못된 자세

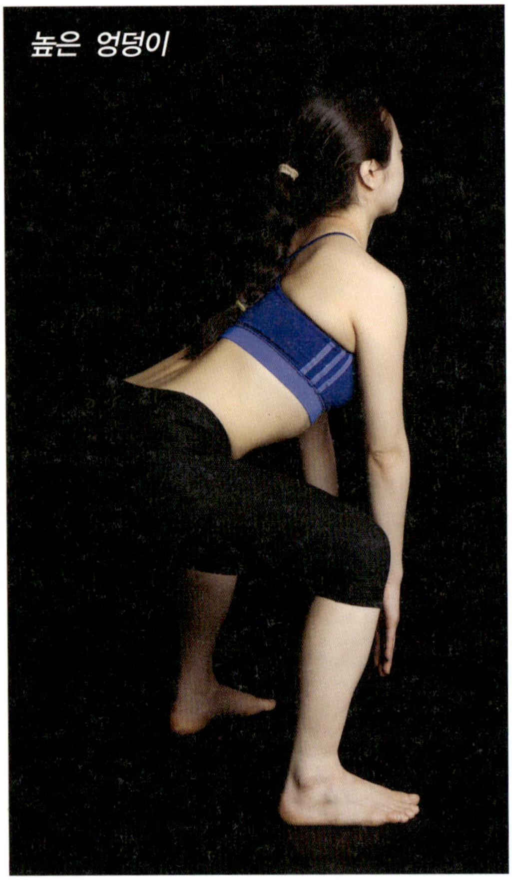

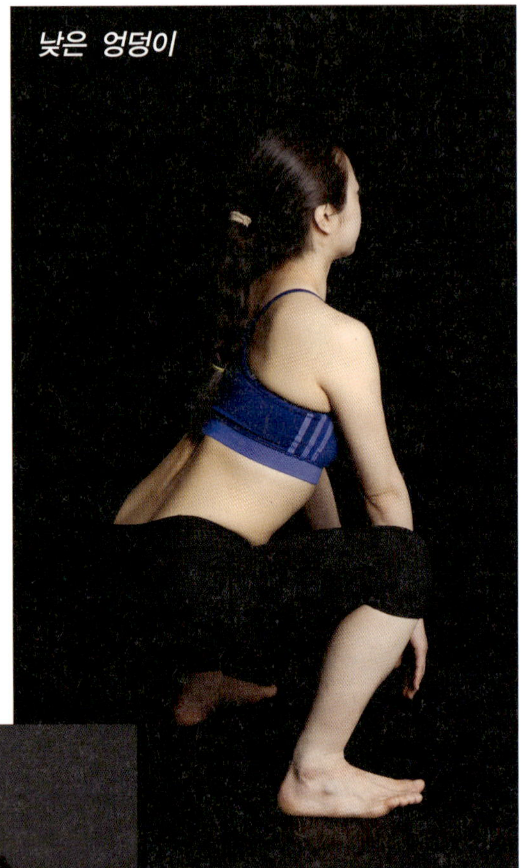

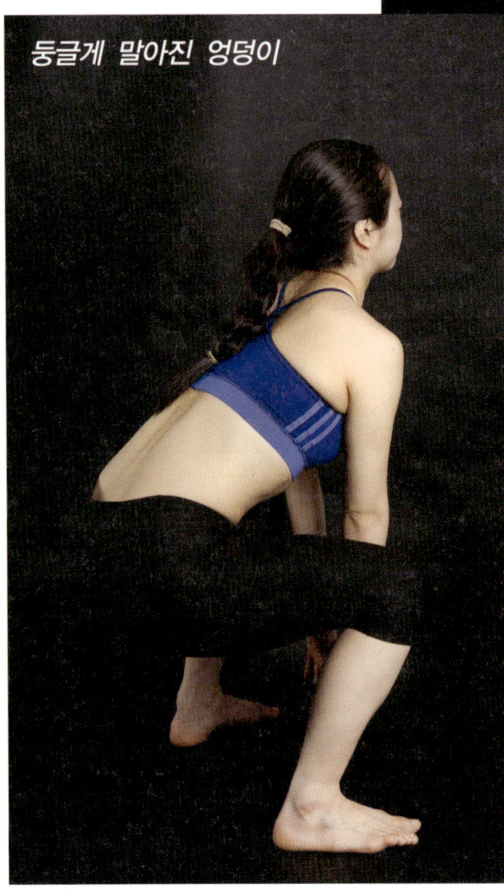

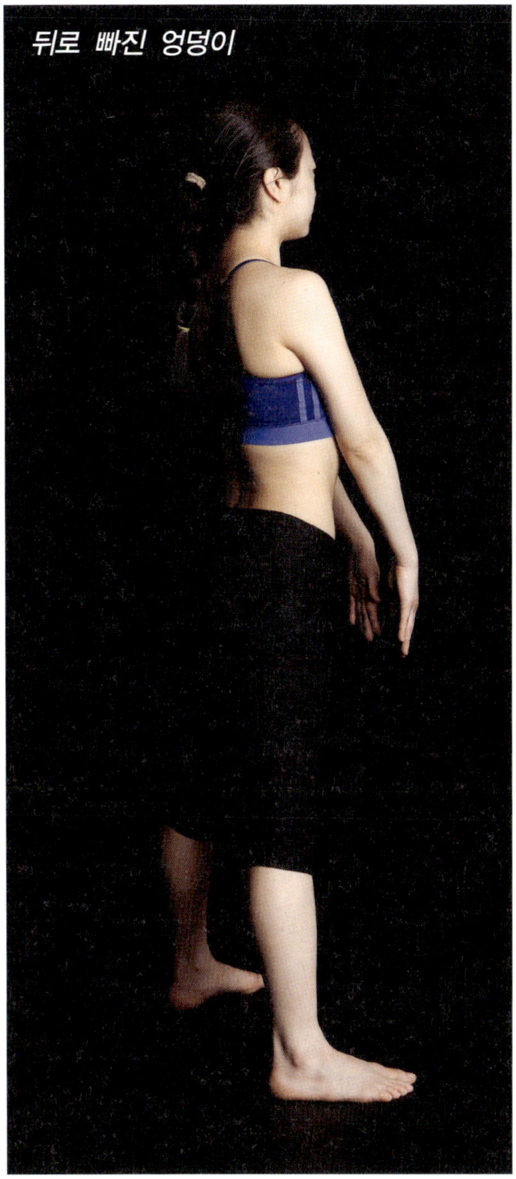

뒤로 빠진 엉덩이

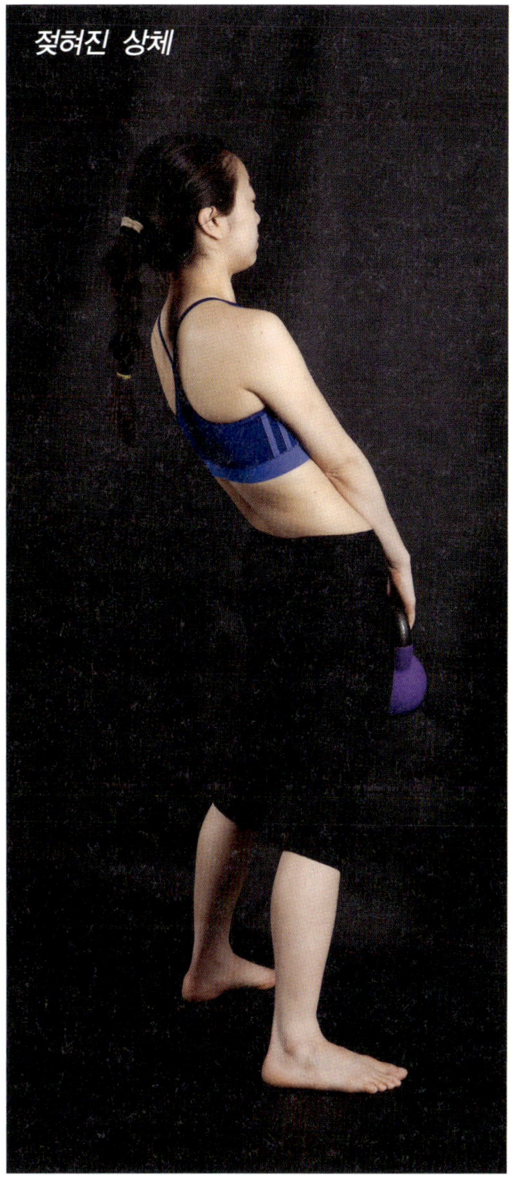

젖혀진 상체

일어날 때 등이 굽거나 엉덩이가 먼저 들리면서 일어나는 것, 구부린 무릎의 폭이 좁아지거나 넓어지는 것은 잘못된 동작입니다.
바른 자세가 될 때까지 연습 또 연습하세요.

케틀벨 면벽 스쿼트

맨몸으로 면벽 스쿼트가 가능해지면 케틀벨을 이용해 실시합니다. 등이 굽은 사람들의 체형 교정 운동으로 효과적입니다. 가슴을 열고 가슴으로 숨을 들이마시며, 허리를 곧게 펴고 엉덩이를 뒤로 쭉 뺀다는 느낌으로 몸통을 구부립니다. 그리고 일어날 때는 가슴을 열고 어깨를 뒤로 젖힘과 동시에 숨을 내쉬고 활을 쏜다는 느낌으로 강하고 빠르게 엉덩이근육을 수축시키면서 일어납니다.

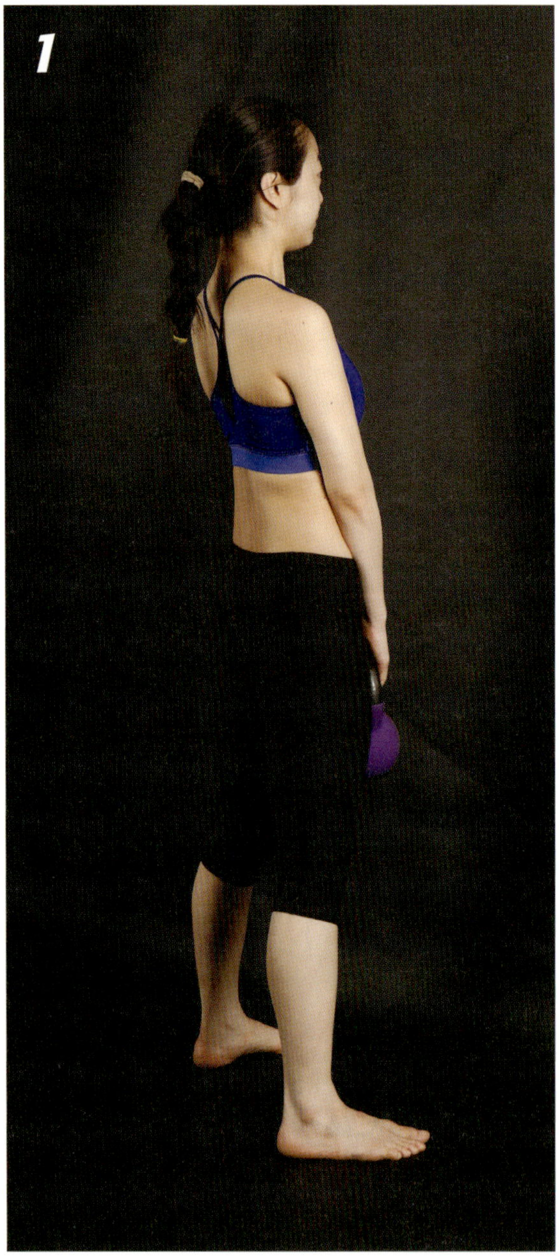

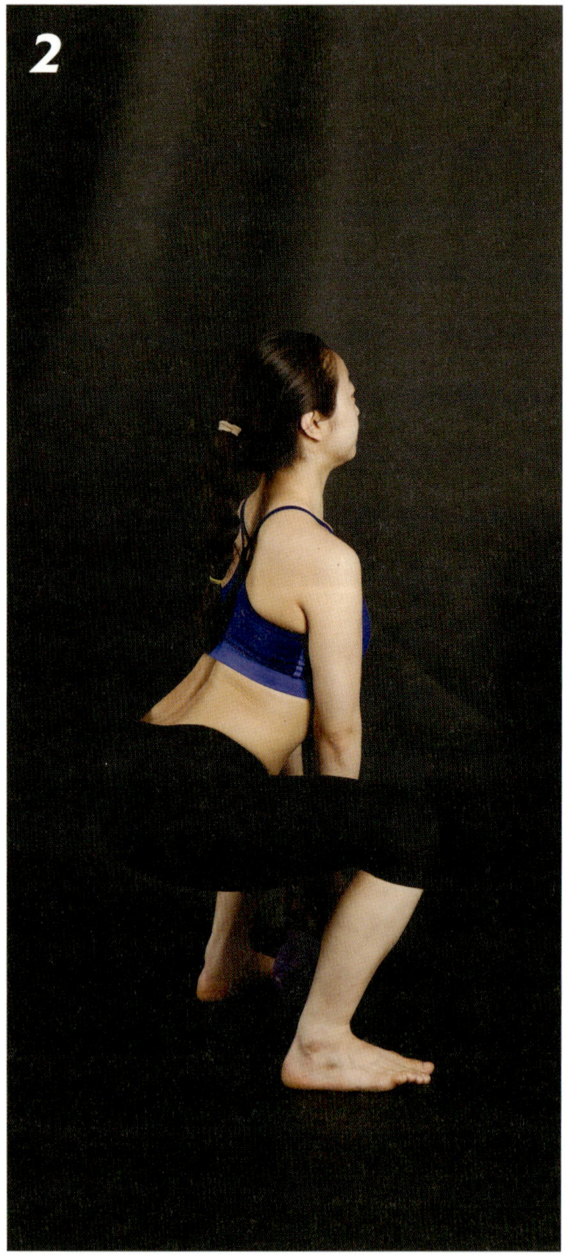

케틀벨 면벽 스쿼트의 잘못된 자세

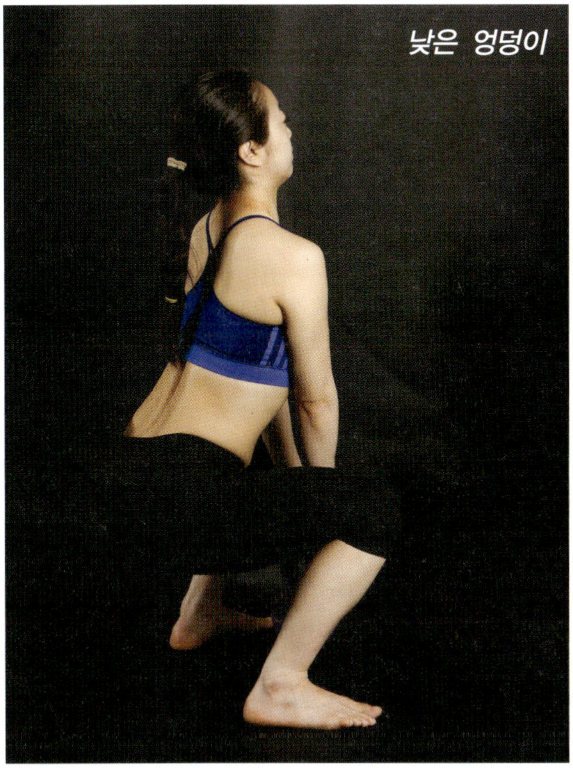

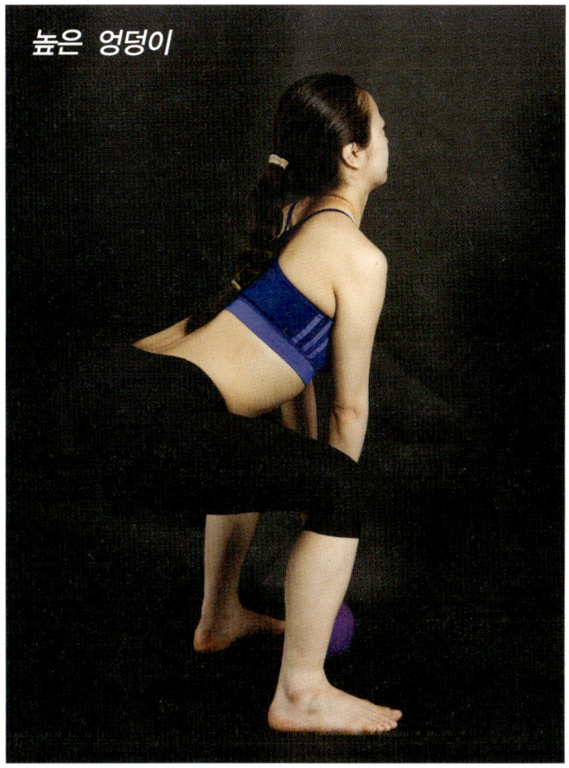

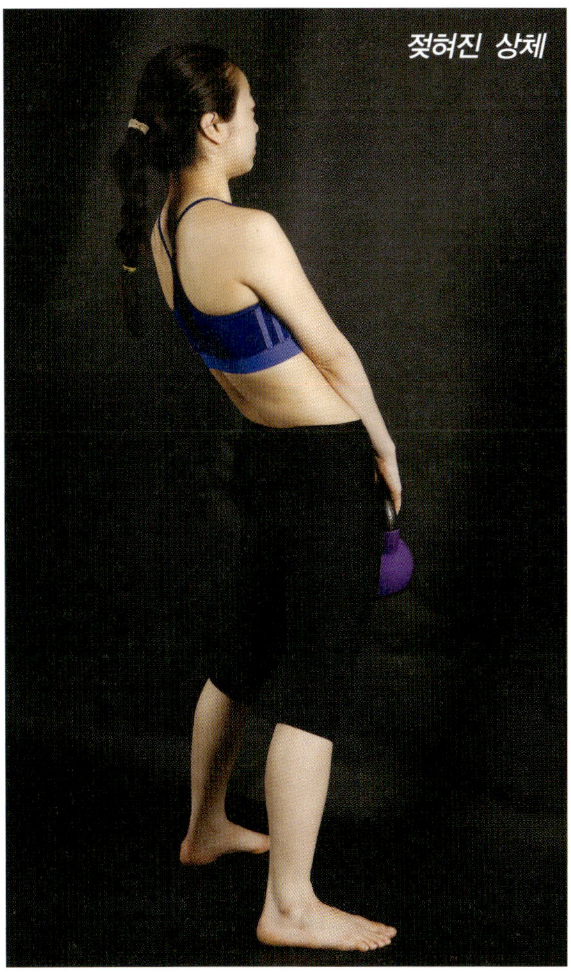

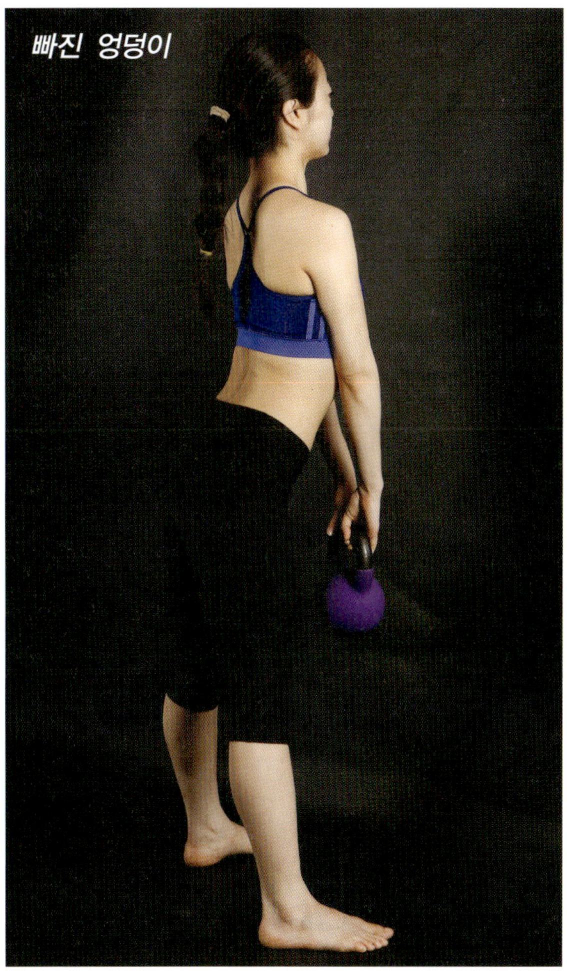

변형된 경첩찌르기(hinge poke) 자세 – 활을 쏘듯이

RKC 전문지도자인 파벨은 이 동작을 RKC 고(故) 케이티 포스 바쿰(Kathy Foss Bakkum)에게 배웠다고 합니다. 경첩자세에서 파벨은 엉덩이부터 움직이라고 하였으나 여성의 체형을 고려한 많은 동작들을 분석한 결과 약간의 변형된 동작이 등과 허리근육, 엉덩이근육에 더 효과적임을 알 수 있었습니다.

케틀벨 운동의 기본 연습인 경첩(hinge)에서는 손가락으로 골반 앞에 손을 대고 상체를 구부렸습니다. 그렇지만 변형된 운동방법에서는 등을 편 상태에서 두 손을 앞으로 쭉 밀면서 몸통이 바닥과 수평에 가깝게 허리를 구부림과 동시에 엉덩이를 뒤로 쭉 빼면서 상체가 바닥과 평행에 가까울 때까지 구부립니다. 팔을 앞으로 뻗어주는 것만으로 팔의 무게가 등과 허리에 팽팽한 자극을 줄 수 있습니다.

『Enter the Kettlebel』(대성의학사)에서 카이로프랙틱 박사 RKC, 글렌 히먼(Glenn Hyman)은 이 동작으로 허리에 문제가 있는 자신의 환자들이 케틀벨을 사용해 재활치료를 해서 큰 효과를 거두었다고 강조합니다. 저자도 실제로 허리 재활운동을 시킬 때 체형의 교정과 더불어 허리통증(요통)이 있거나, 디스크 수술을 한 사람들의 재활운동으로 큰 효과를 봤습니다.

케틀벨 운동을 할 때 상체를 구부리는 모든 운동은 곧은등과 허리, 엉덩이를 탄력 있고 아름답게 만듭니다. 모든 힘은 엉덩이에서부터 시작됩니다. 등과 허리의 근육은 가슴을 열어줌으로써 탄탄해짐을 느낄 수 있으며, 엉덩이에 힘을 집중시켜 활을 쏘듯이 앞으로 쏘아 보낼 때 숨을 내쉬면서 엉덩이 근육을 강하게 조여주면 골반기저근에 강한 자극이 주어집니다. 이때 그 힘이 다리를 타고 내려가 지면을 강하게 밀어내는 느낌으로 다리를 폅니다.

기억하세요. 가슴을 열고, 등을 펴고, 활을 쏘듯이 엉덩이를 튕겨주고, 숨을 내쉬면서 엉덩이 근육을 강하게 조여준다는 것을!

1 두 팔을 앞으로 들고
발을 어깨너비로 벌리고 선다.

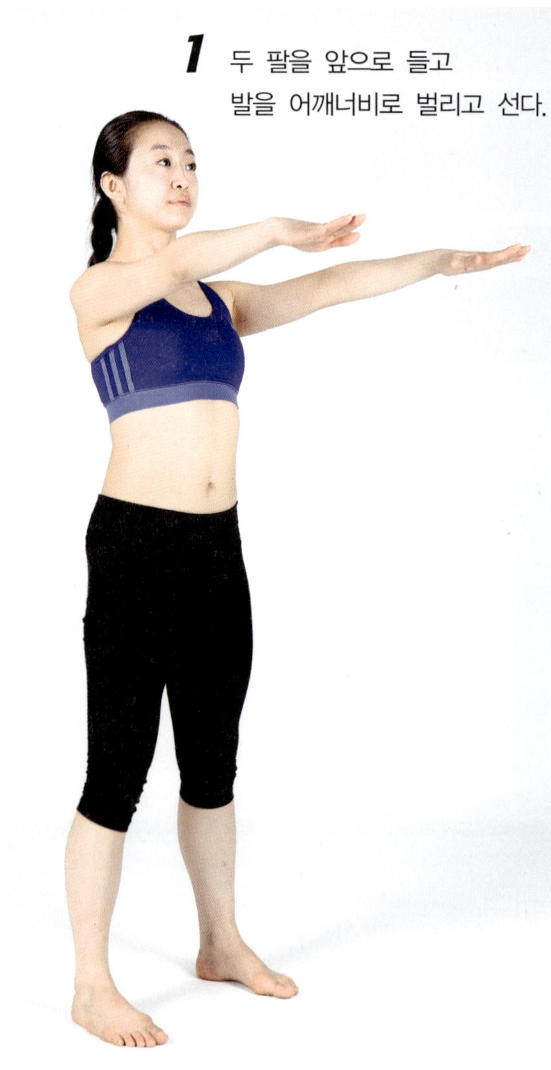

2 활시위를 잡아당기듯 엉덩이를 뒤로 쭉 빼고 숨을 마시면서 가슴을 펴고 허리를 구부린다.

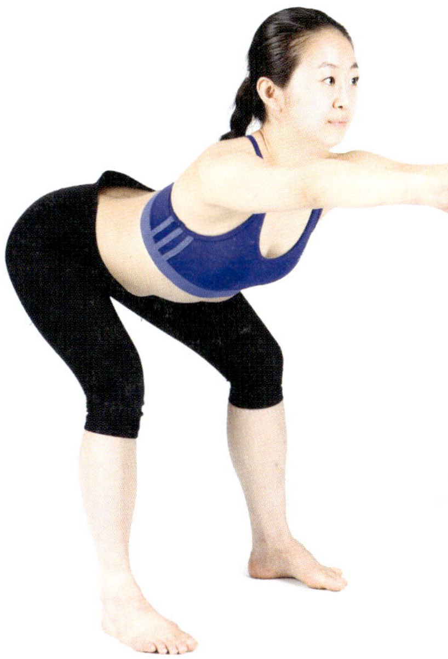

두 팔이 바닥과 수평이 되어야 한다.

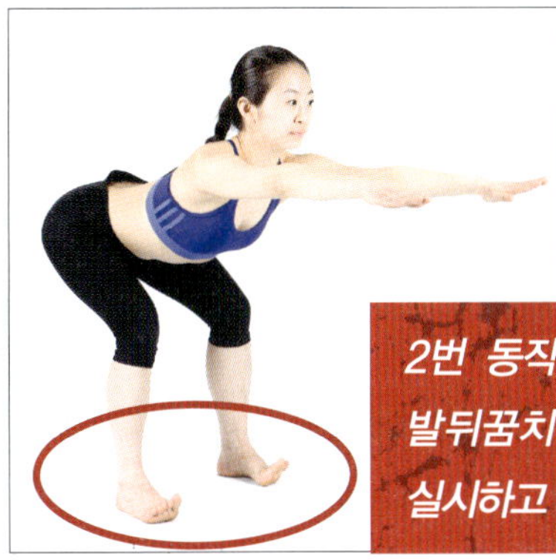

2번 동작 시 몸을 앞으로 구부린 상태에서 발뒤꿈치에 무게를 실어서 바닥에 박히듯 실시하고 발가락을 움직일 수 있어야 한다.

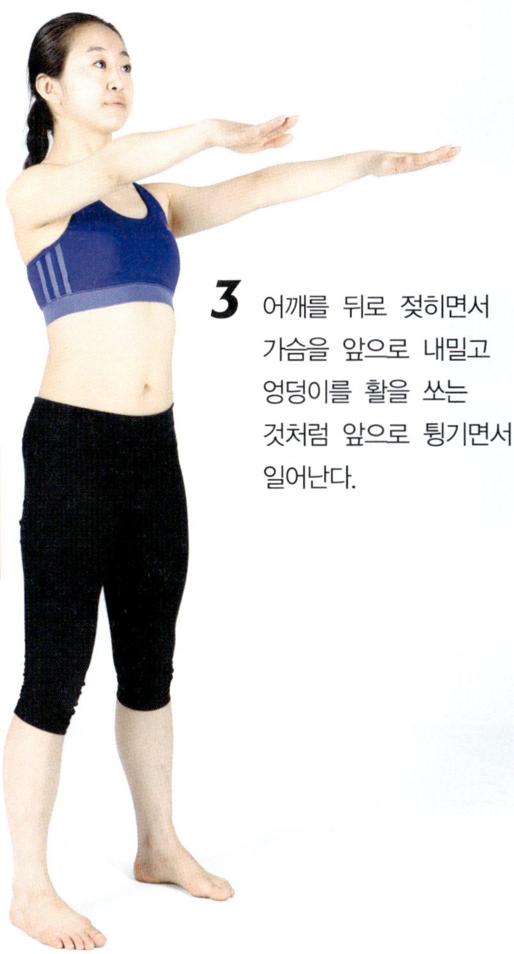

3 어깨를 뒤로 젖히면서 가슴을 앞으로 내밀고 엉덩이를 활을 쏘는 것처럼 앞으로 튕기면서 일어난다.

일어날 때 숨을 내쉬면서 엉덩이근육을 강하게 조여준다.

변형된 경첩찌르기의 잘못된 자세

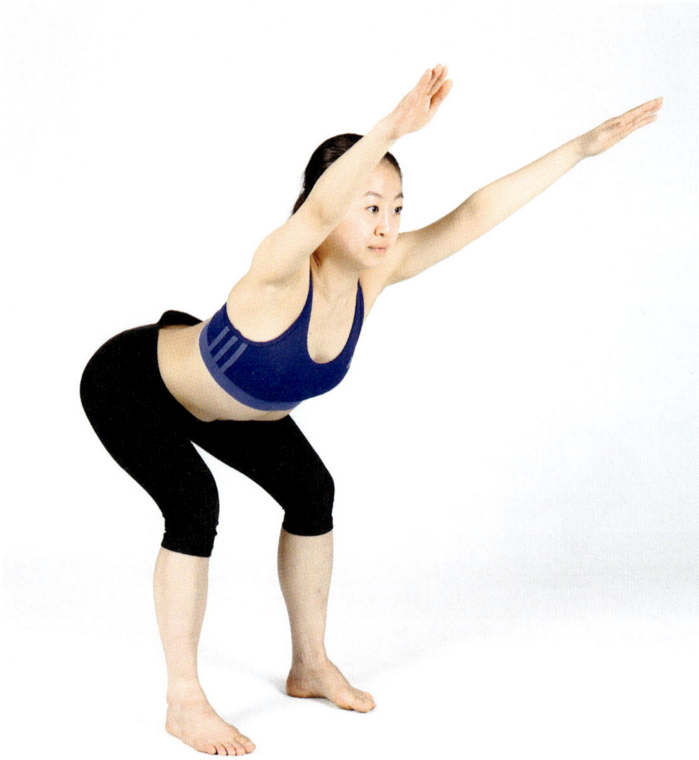

팔이 높거나 낮으면 안 된다.

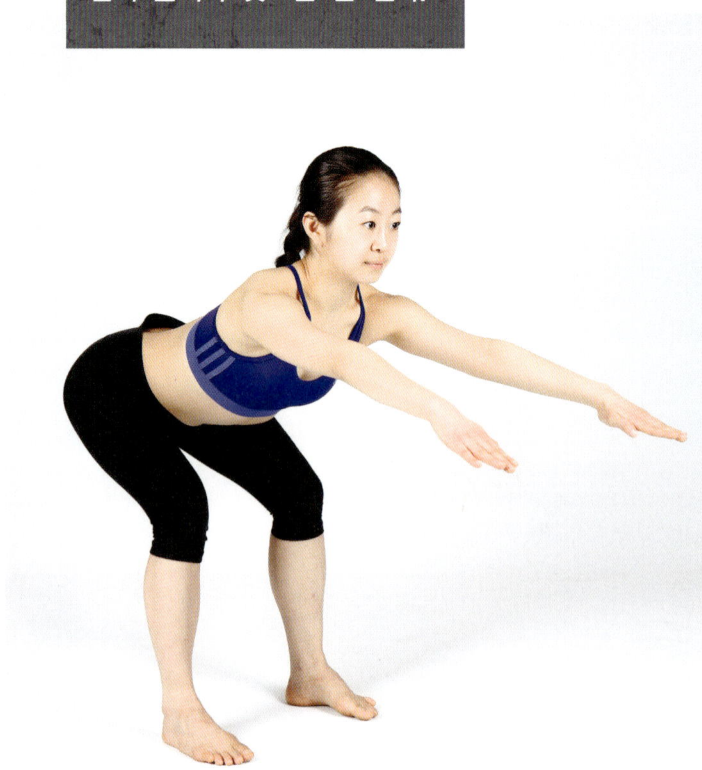

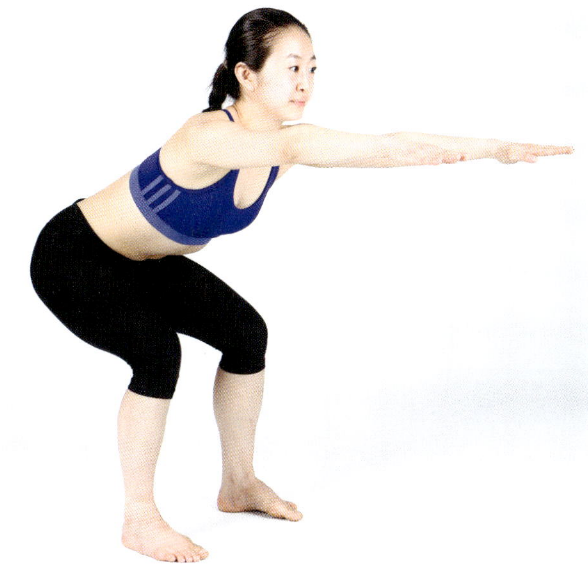

엉덩이가 말리면 안 된다.

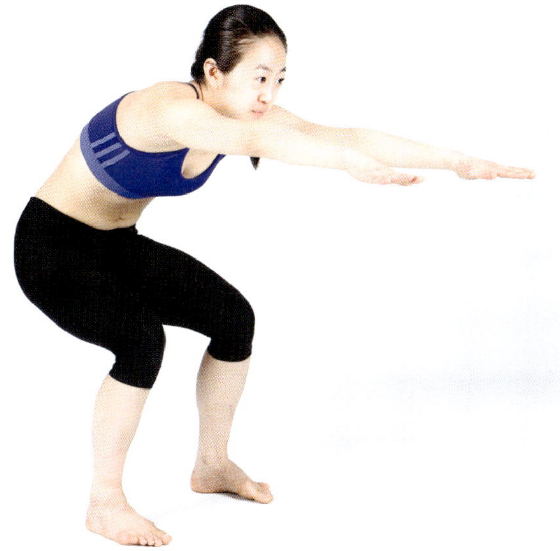

허리나 등이 구부러지면 나쁜 자세!

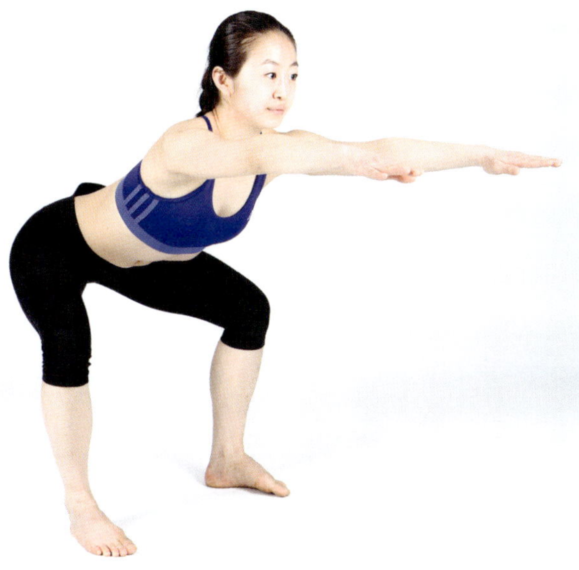

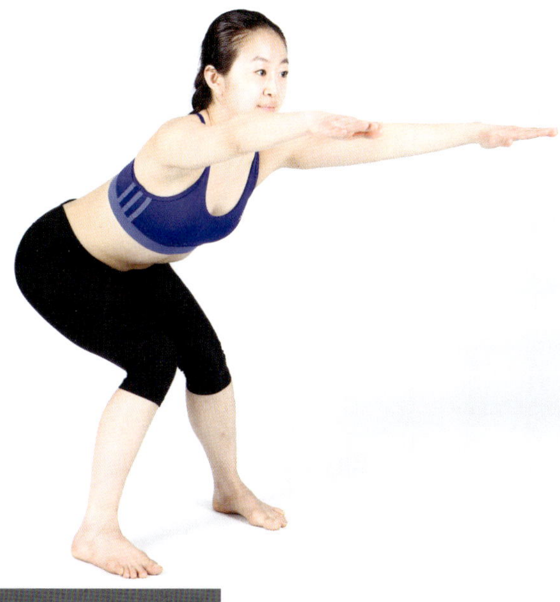

무릎이 벌어지거나 모아지지 않아야 한다.

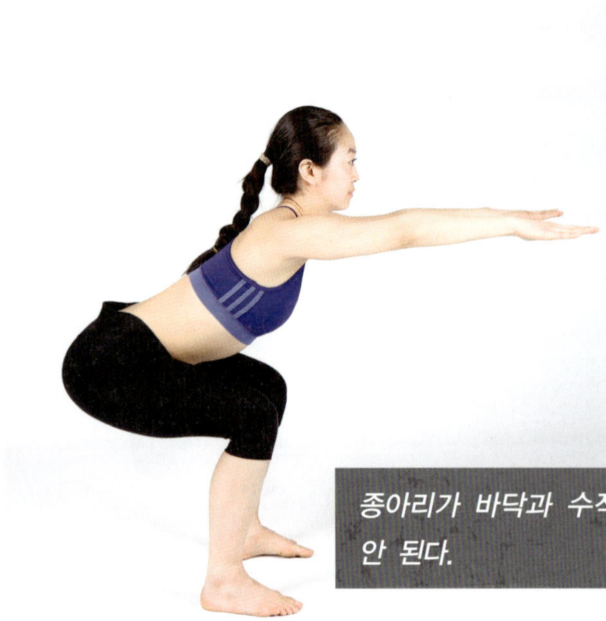

종아리가 바닥과 수직이 되지 않아 정강이가 기울어지면 안 된다.

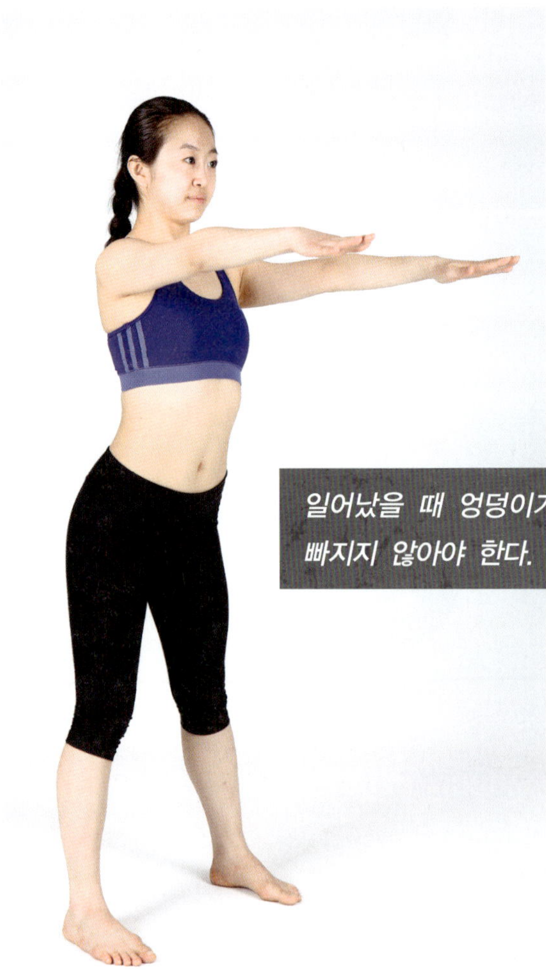

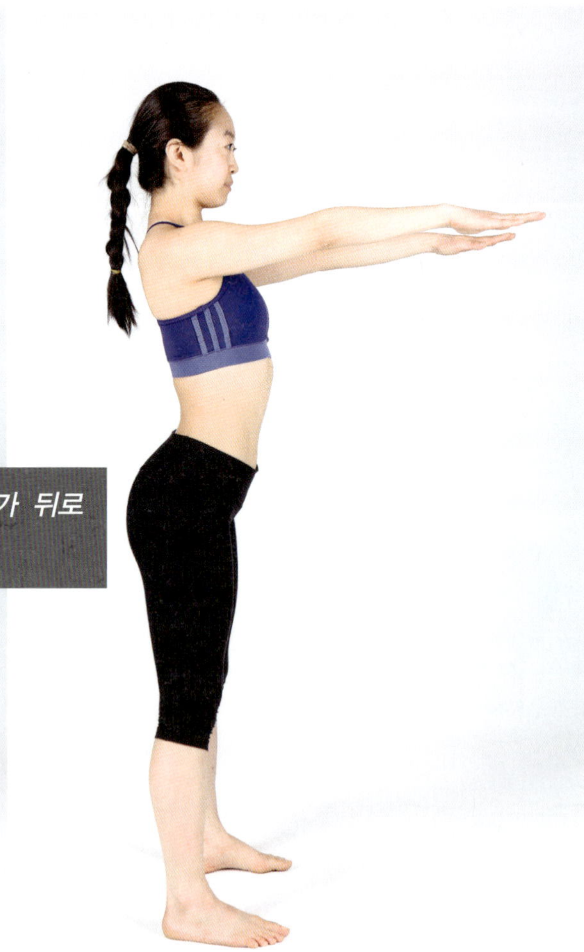

일어났을 때 엉덩이가 뒤로 빠지지 않아야 한다.

어깨관절 강화를 위한 운동법

현대인들은 사무 업무나 컴퓨터를 많이 사용하는 일을 하기 때문에 척추뒷굽음(kyphosis)으로 어깨가 둥글게 굽어 있는(rounder shoulder) 사람들이 대부분입니다. 그로 인해 어깨관절의 유연성이 현저하게 떨어져있으며, 어깨관절의 움직임을 부드럽게 하는 어깨근육인 돌림근띠(회전근개, rotator cuff)가 약해져 있습니다. 다음의 동작을 열심히 하셔서 부드럽고 아름다운 어깨 라인을 만드시기 바랍니다.

다음 두 가지 운동으로 어깨 주변의 유연성이 향상되면 유연성과 근력강화를 위한 헤일로를 실시합니다.

어깨에 손 얹고 돌리기

1 두 손을 어깨에 올린다.

옆모습

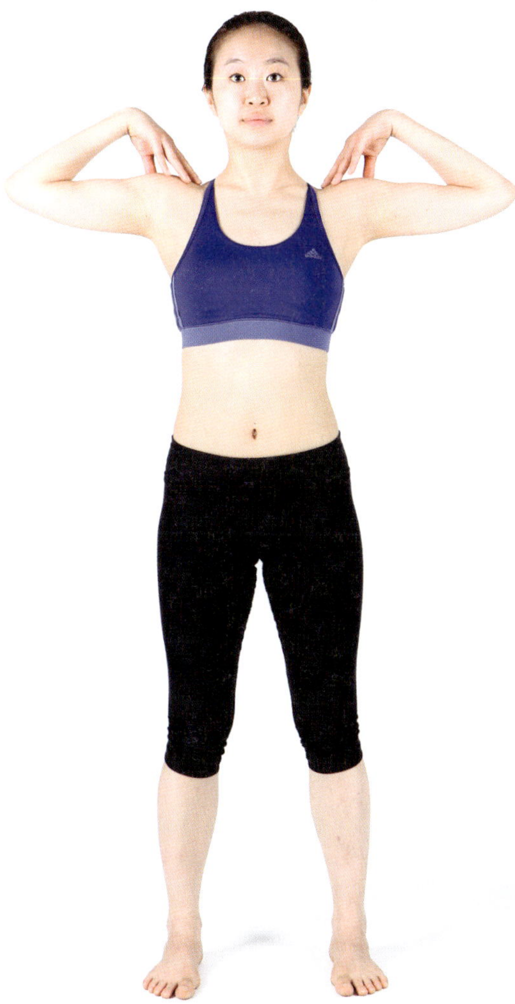

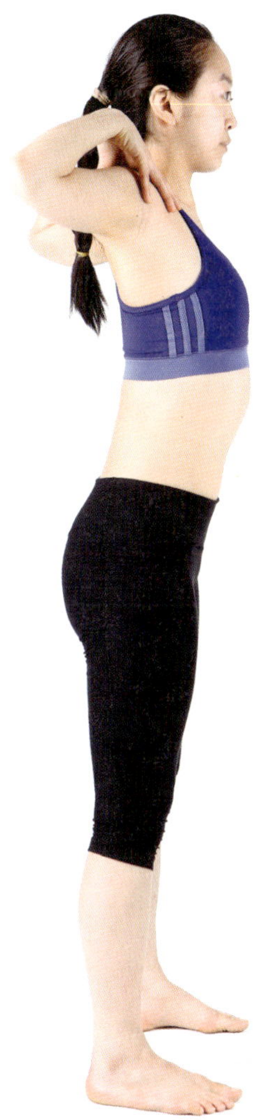

2 팔꿈치를 위로 들면서 뒤로 돌린다.

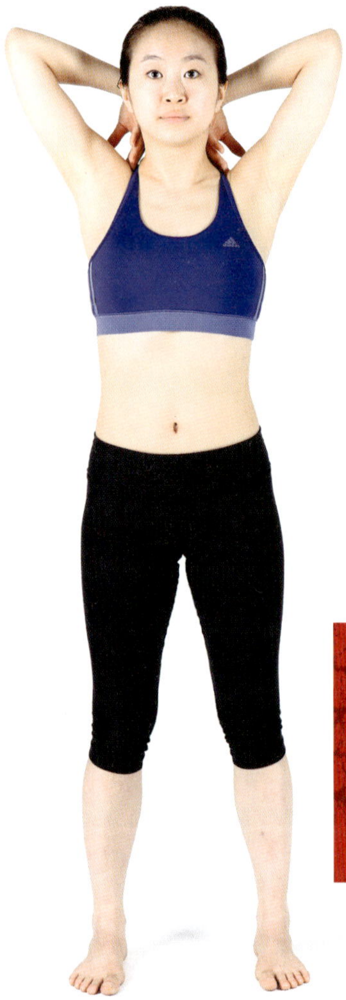

3 팔꿈치를 뒤로 제켜 어깨뼈를 조이면서 돌린다.

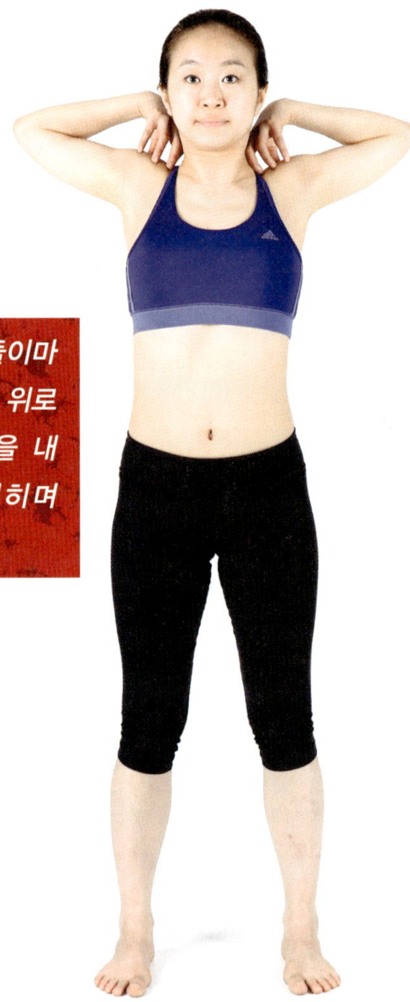

가슴으로 숨을 들이마시면서 팔꿈치를 위로 들어 올린 후 숨을 내쉬면서 뒤로 젖히며 돌려준다.

4 팔꿈치 돌리기를 반복한다.

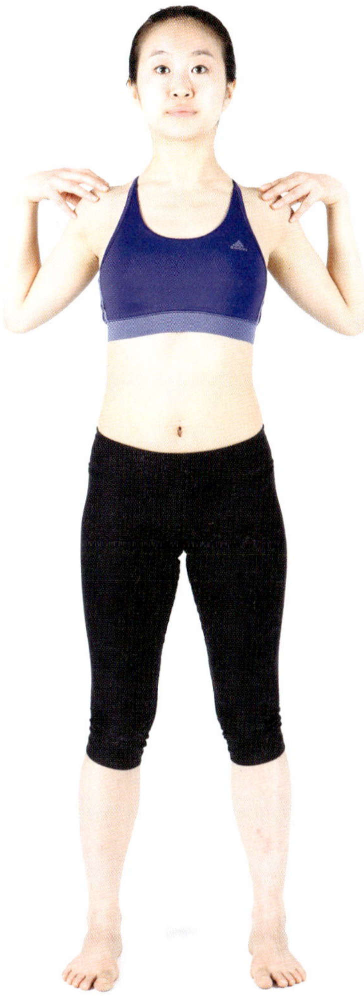

팔을 천천히 돌리고 한 방향으로 여러 번 반복하며, 반대방향도 실시한다.

옆모습

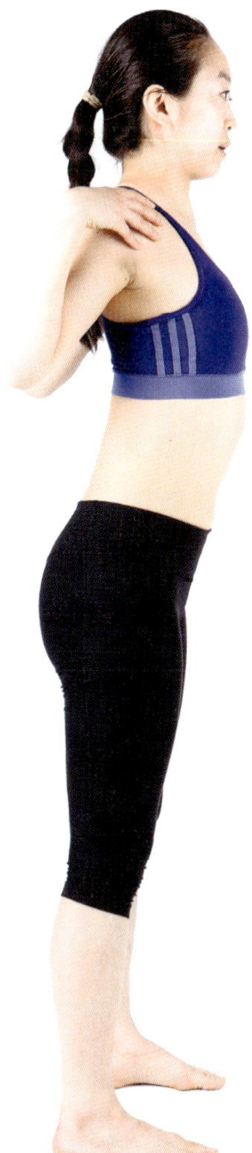

팔 펴서 앞으로 뻗고 당기기

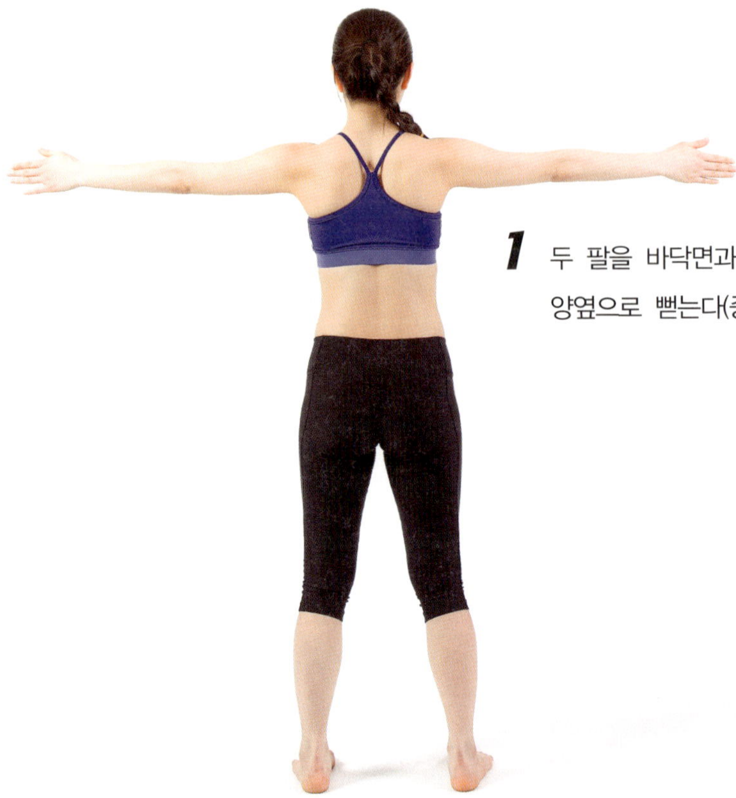

1 두 팔을 바닥면과 나란히 하여 양옆으로 뻗는다(중립자세).

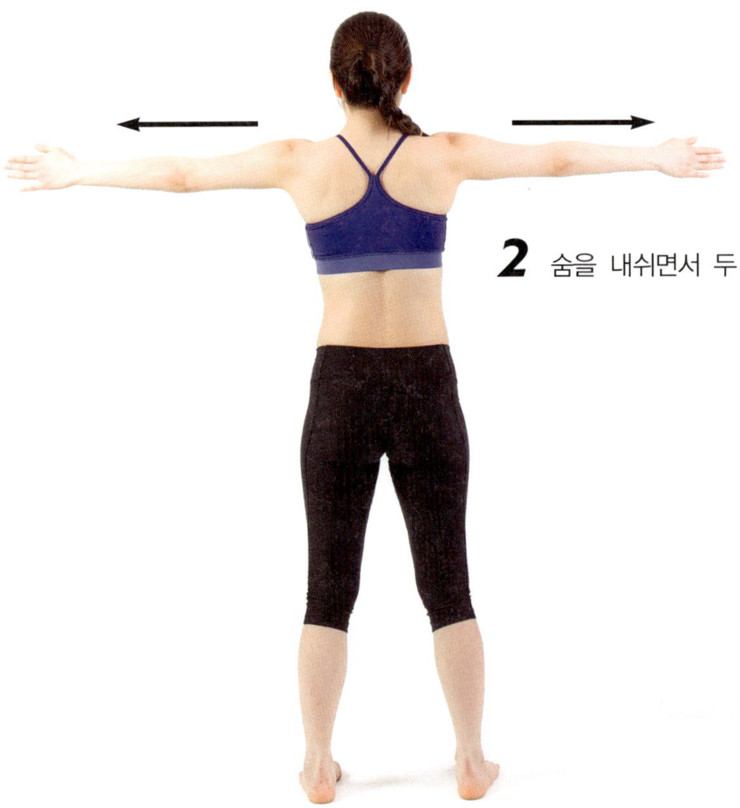

2 숨을 내쉬면서 두 팔을 쭉 뻗는다.

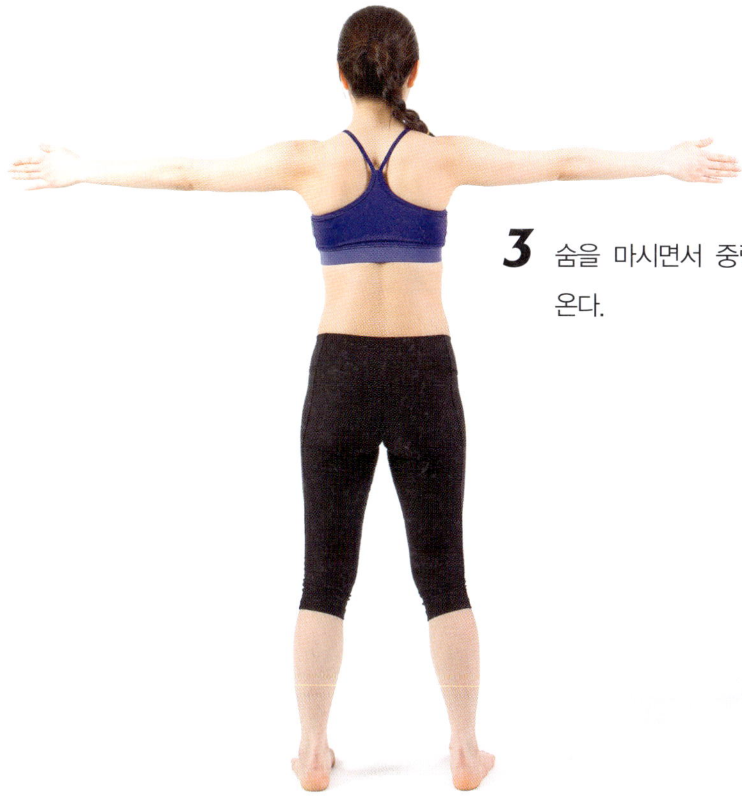

3 숨을 마시면서 중립자세로 돌아온다.

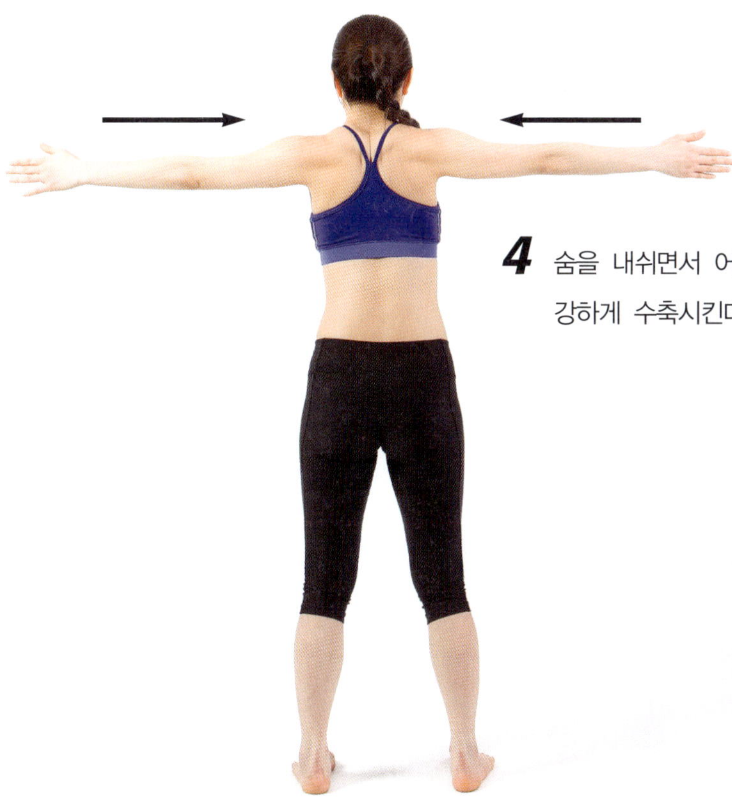

4 숨을 내쉬면서 어깨근육(능형근)을 강하게 수축시킨다.

유연성과 근력강화를 위한 헤일로(halo)

『Enter the Kettlebell』(대성의학사)에서 헤일로(halo)는 모빌리티(Mobility)의 대가인 시니어 RKC 스티브 맥스웰(Steve Maxwell)이 제안한 동작이라고 소개하고 있습니다. 이 동작은 어깨관절의 딱딱함을 풀어주어 근력을 강화하며 유연성을 높여줍니다.

대부분의 여성은 어깨관절의 근육이 약합니다. 헤일로를 하기 전 어깨관절의 유연성에 도움을 주기 위한 스트레칭을 실시한 후 케틀벨을 들고 헤일로를 실시하시기 바랍니다.

1 편하게 서서 케틀벨을 뒤집어 가슴 앞으로 잡는다.

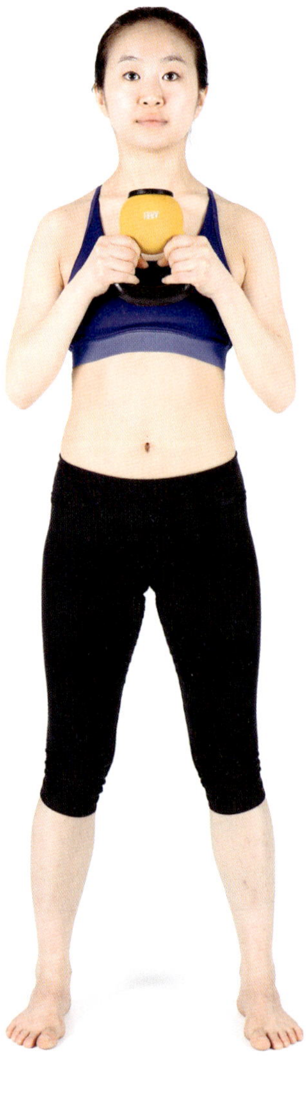

2 숨을 마시면서 오른쪽을 귀에 닿을 정도로 가깝게 밀어 올린다.

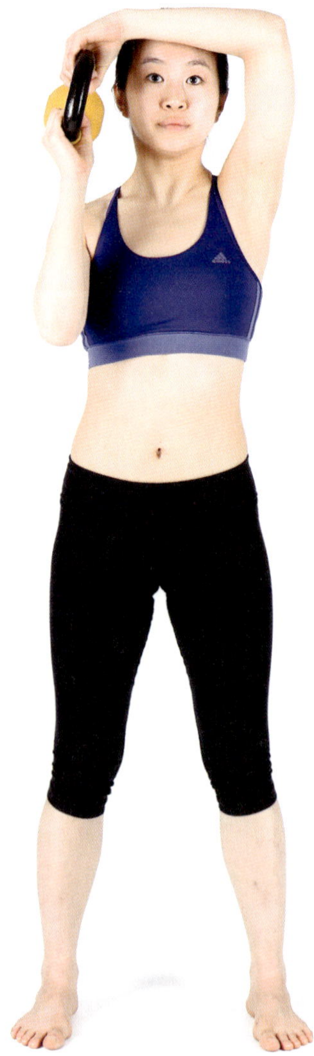

3~5 숨을 내쉬면서 머리주위를 오른쪽에서 왼쪽으로 돌린다.

3

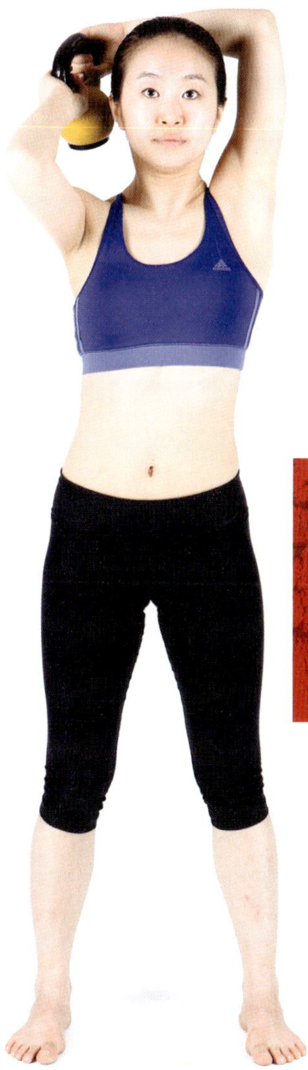

허리를 보호하기 위해 숨을 내쉬면서 엉덩이 근육을 강하게 조이며 원을 점진적으로 작게 하여 돌린다.

4

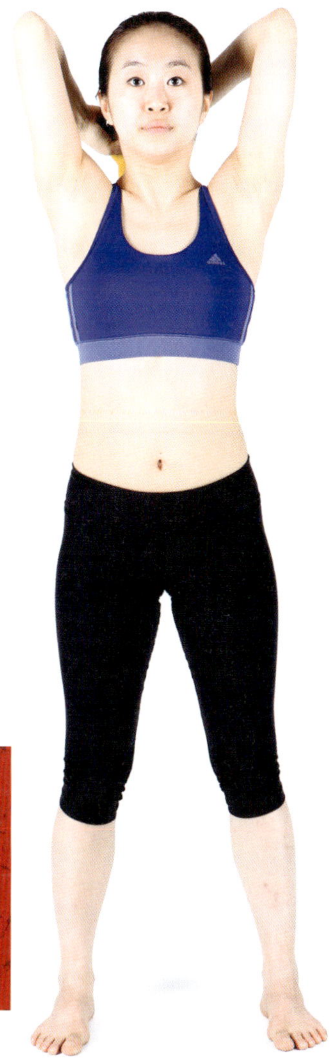

5

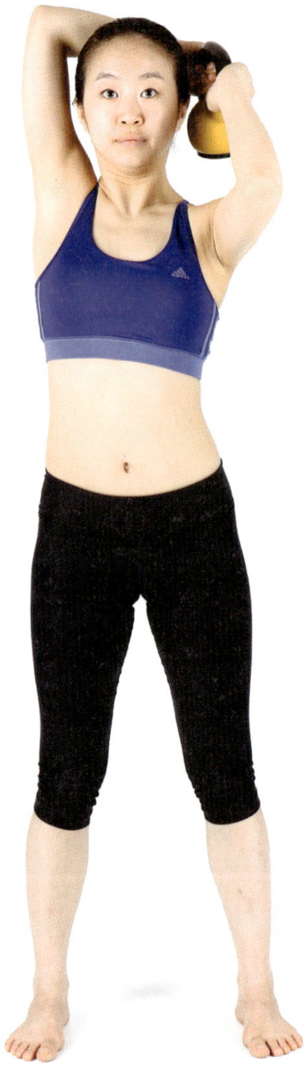

6 반대방향으로 실시한다.

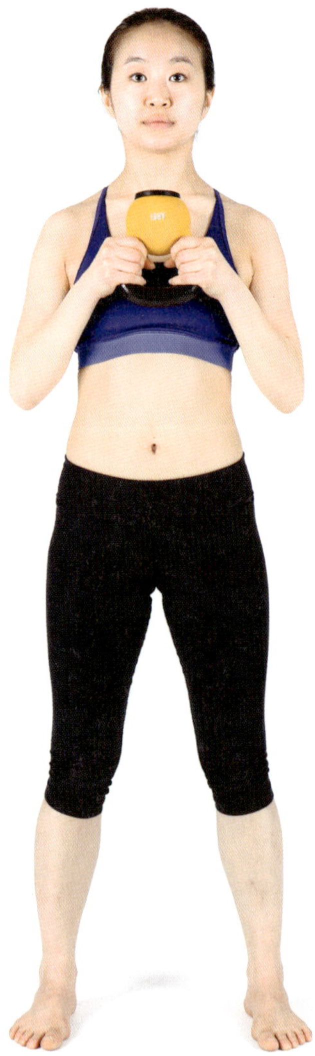

척주세움근 강화를 위한 스모 데드리프트

일반적으로 근력강화 운동에서 벤치프레스(bench press), 데드리프트(dead lift), 스쿼트(squat)를 웨이트 트레이닝의 3대 운동이라고 합니다. 3대 운동은 가장 기초가 되는 운동이자 가장 중요한 운동으로 밀고, 들어 올리고, 짊어지고 일어서는 동작이라 할 수 있습니다. 근력운동에서 데드리프트는 바닥에 놓인 바벨이나 덤벨을 엉덩이 위치까지 들어 올리는 동작입니다. 일반적으로 데드리프트는 허리운동 또는 등 운동이라고 많이 알려져 있지만, 매우 뛰어난 전신운동입니다.

근력운동의 3대 운동 중 하나인 데드리프트와 비슷한 운동으로 일본 스모선수들의 모습을 이용한 스모 데드리프트가 있습니다. 바닥에 있는 중량을 손으로 쥐고 어깨를 이용한 들기를 할 때 최초 무게를 들어 올리는 힘은 엉덩이에서 발생합니다. 엉덩이를 앞으로 튕기듯 밀면서 중량이 조금씩 위로 들리면 힘을 쓰는 부위가 다리로 옮겨 갑니다. 상체를 앞으로 구부렸다가 엉덩이를 앞으로 밀면서 사용되는 근육은 등과 허리에 위치한 근육들이며 다리를 펴서 들어 올릴 때는 다리에 있는 모든 근육이 사용됩니다. 이 동작을 할 때는 미는 데 사용되는 근육을 제외하고 전신의 모든 근육이 사용됩니다.

스모 데드리프트를 할 때 가장 중요한 것은 엉덩관절을 축으로 하여 등과 허리의 당기는 느낌이 있어야 한다는 것입니다. 현대인들, 특히 여성의 경우는 날씬한 몸매를 지향하면서도 운동부족과 오랜 앉은자세의 생활 탓에 엉덩관절(hip joint)이 뻣뻣하며 골반의 이상과 척추의 변형이 많이 나타나고 있습니다. 또 굽 높은 신발을 신음으로 인해 골반이 앞으로 기울어진(전방전위, anterior tilt) 여성들이 매우 많으며, 골반이 앞으로 기울어져 허리뼈가 앞으로 굽으면서 등뼈가 뒤로 굽어 있는 경우도 많습니다. 등이 굽으면 척추를 지지하고 있는 척추근육들(척주세움근, erector spinae)이 늘어나면서 약해집니다. 스모 데드리프트를 할 때 등과 허리의 근육은 동작 내내 긴장을 하게 되는데, 두 근육 중 한 곳의 근육이라도 긴장하지 않거나 척추가 변형된 상태에서 운동을 하면 심각한 허리부상을 당할 수도 있습니다.

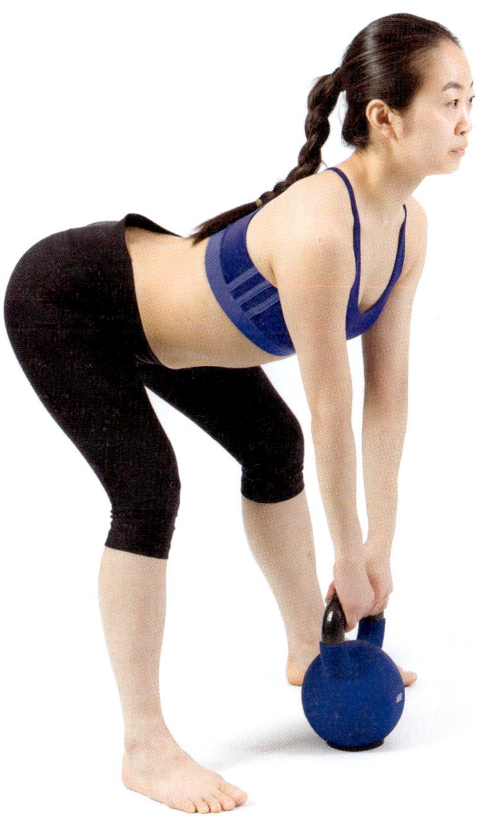

스모 데드리프트는 허리와 등의 근육강화에 효과적인 운동입니다.

1 케틀벨을 발 앞에 놓고 어깨보다 약간 넓게 발을 벌린다.

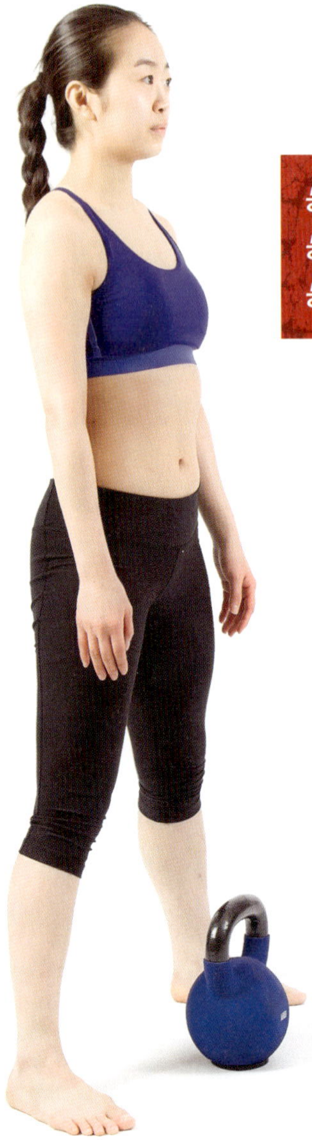

동작 내내 등을 '곧게 편' 상태를 유지한다.
등이나 허리가 굽으면 심각한 부상을 입을 수 있다.
등을 '곧게 편다'는 말은 곧 '구부리지 않는다'는 의미!

2 숨을 들이쉬면서 엉덩이를 뒤로 쭉 빼고 허리를 구부려 케틀벨을 잡는다.

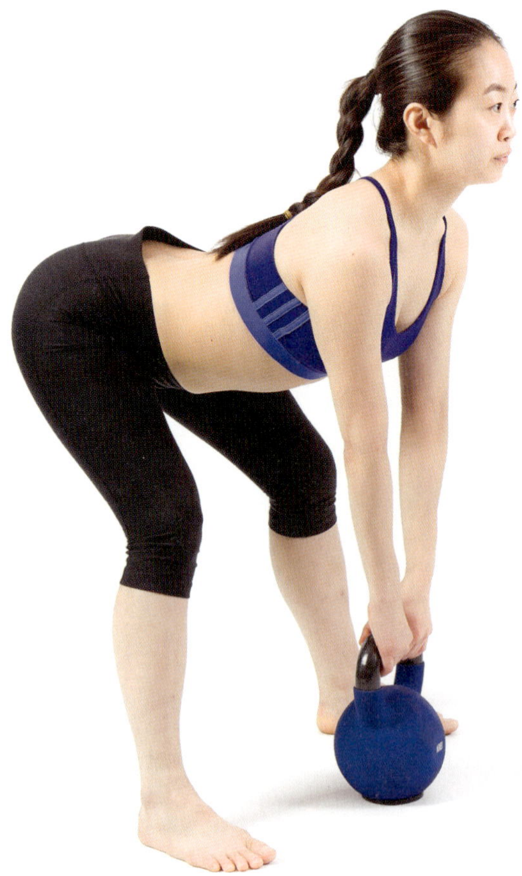

4 가슴을 펴고 어깨를 뒤로 젖히면서 일어난다.

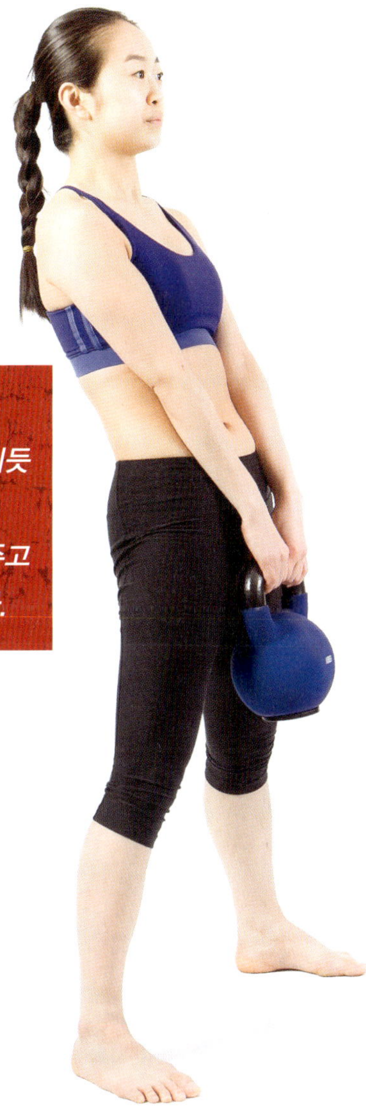

일어날 때는...

- *엉덩이를 활처럼 앞으로 튕기듯 쏘아 보낸다.*
- *숨을 내쉬면서 복부를 조여주고 엉덩이근육을 강하게 조여준다.*

2의 옆모습

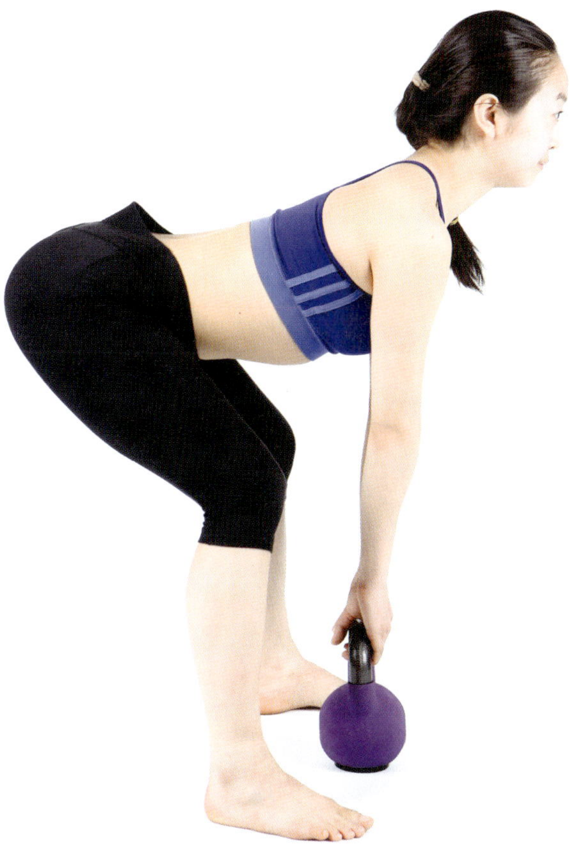

스모 데드리프트의 잘못된 자세

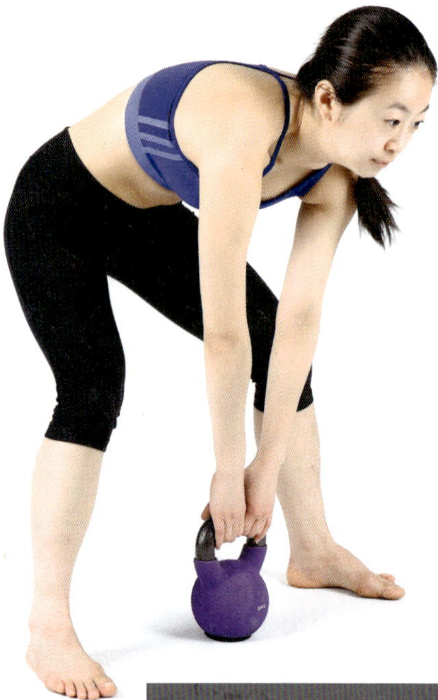

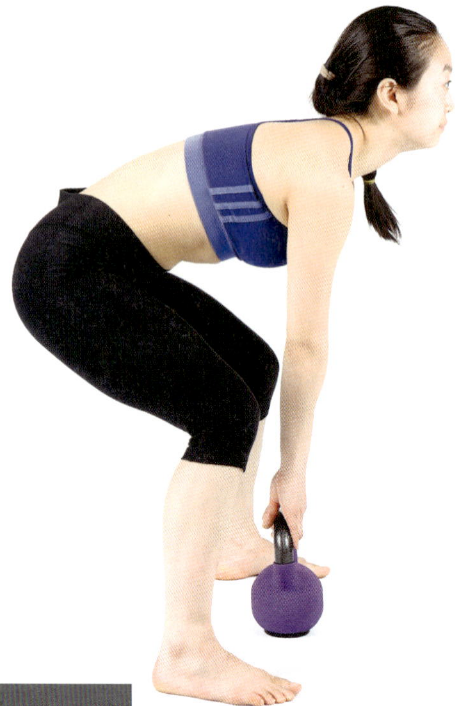

등이 굽거나 엉덩이가 말려 있으면 안 된다.

무릎이 안으로 모아지거나
벌어지지 않게 한다.

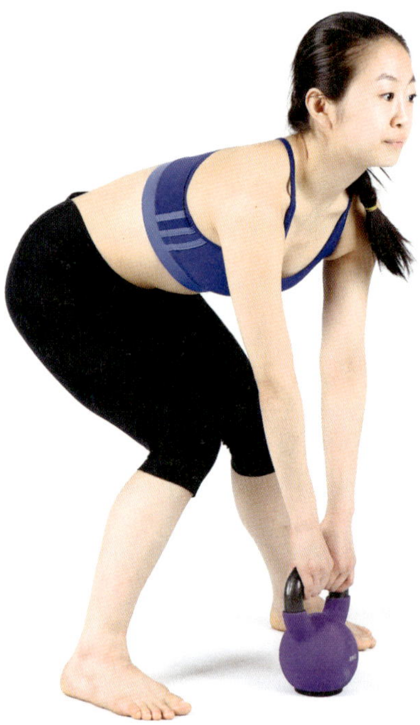

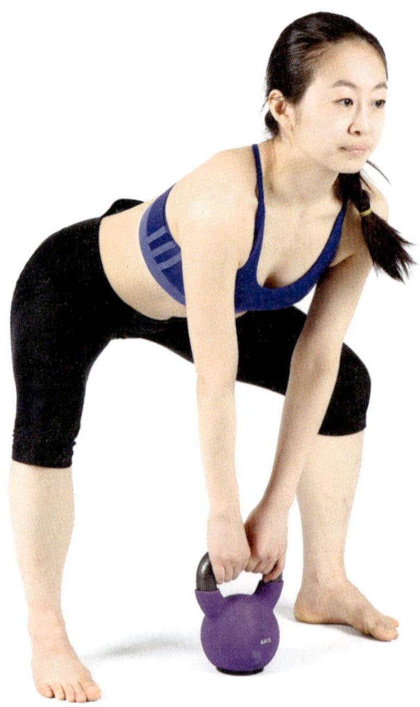

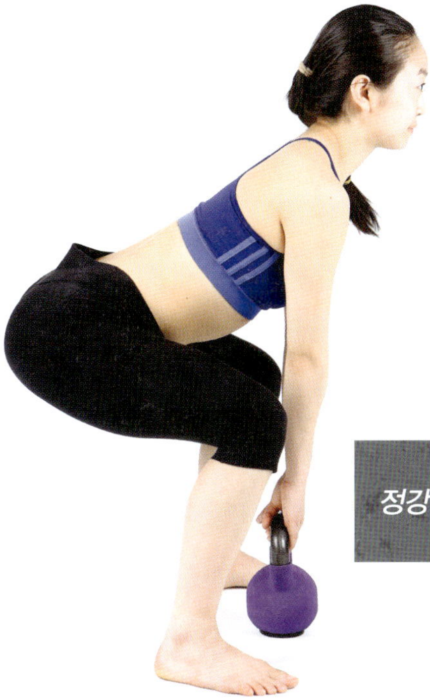

정강이는 바닥과 수직이 되어야 한다.

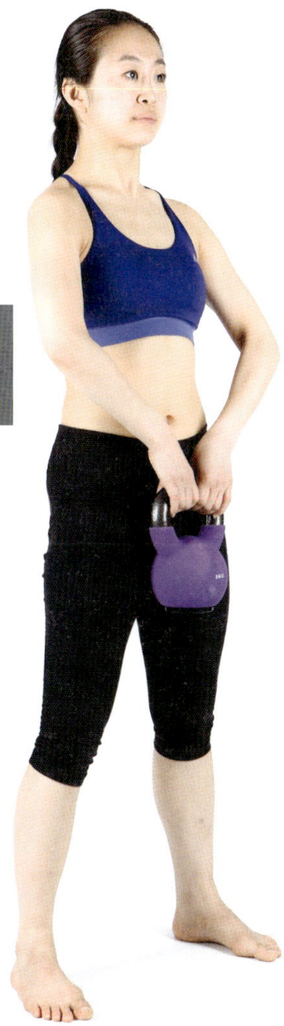

팔로 드는 것이 아니라 허리로 들어야 한다.

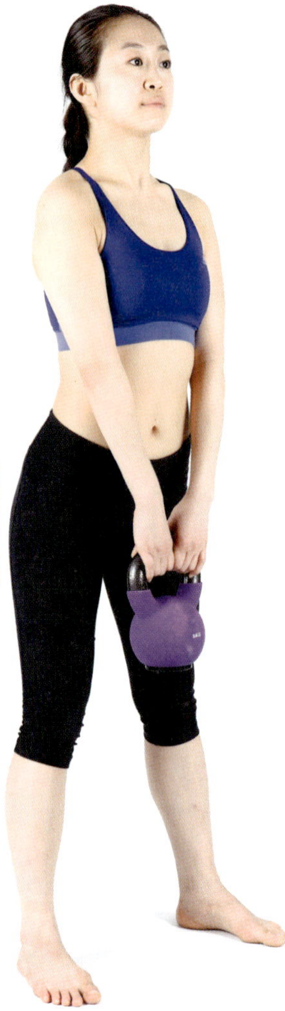

엉덩이가 뒤로
빠져서는 안 된다.

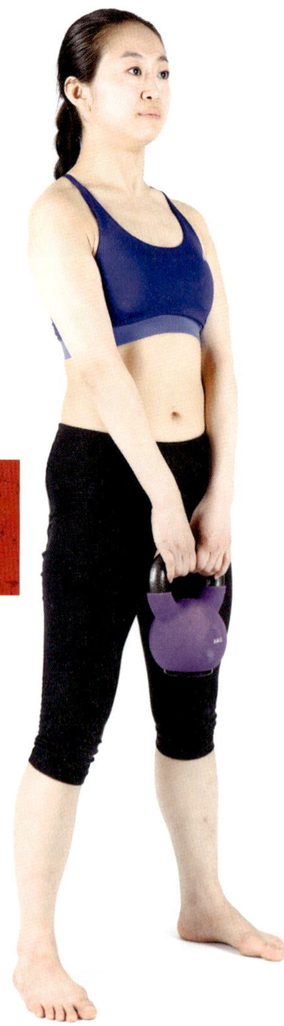

엉덩이근육이 강하게 조여져 있다.
바른 자세!

변형된 스티프 레그 데드리프트(Stiff leg dead lift)

데드리프트는 전신운동과 허리의 근력강화를 위한 운동으로 네 가지 종류가 있습니다. 루마니아, 스티프, 컨벤셔널, 스모 데드리프트입니다. 다른 데드리프트는 무릎을 구부리며 실시하는데, 스티프 레그 데드리프트(Stiff leg dead lift)는 무릎을 펴고 실시합니다. 케틀벨 운동의 기초는 경첩자세와 스티프 레그 데드리프트의 장점을 합친 운동으로 편의상 스티프 레그 데드리프트라 하겠습니다.

이 운동은 허벅지의 뒤 근육과 엉덩이근육, 허리근육에 강한 자극을 주는 운동으로 아름다운 각선미, 탄력 있는 엉덩이, 탄탄한 뒷모습을 만들어줄 것입니다. 스모 데드리프트와 차이가 있다면 스모 데드리프트는 발과 발 사이에 케틀벨을 놓고 무릎을 구부리고 들어 올리는 것이고, 스티프 레그 데드리프트는 무릎을 편다는 것입니다.

1 시선은 정면을 향하고 다리는 골반 너비로 벌린다.

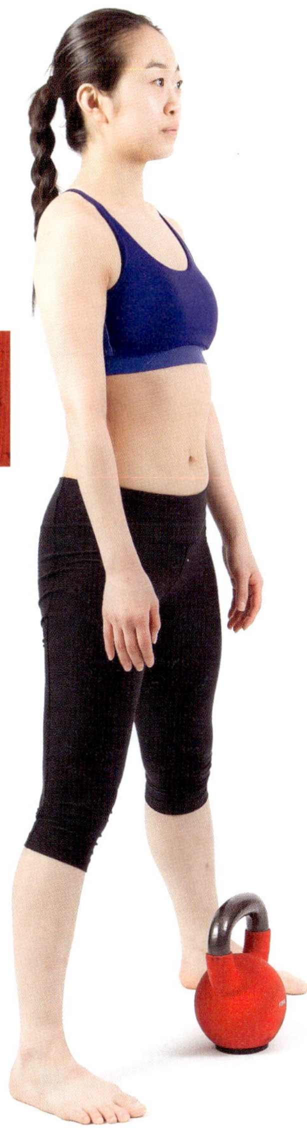

동작하는 동안 등과 허리는 곧게 펴 있어야 한다.

2 가슴을 펴고 숨을 들이쉬면서 허리를 바닥과 수평에 가깝게 구부려 케틀벨을 잡는다.

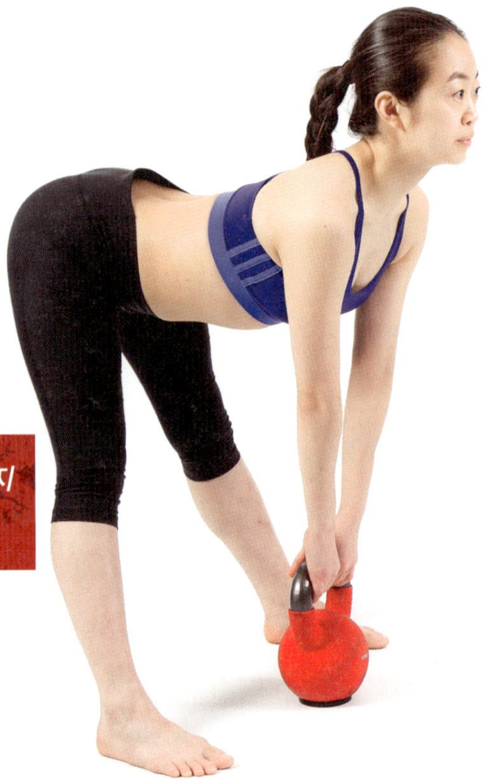

무릎이 구부러지지 않게!

3 어깨를 뒤로 젖히면서 가슴을 펴고 일어난다.

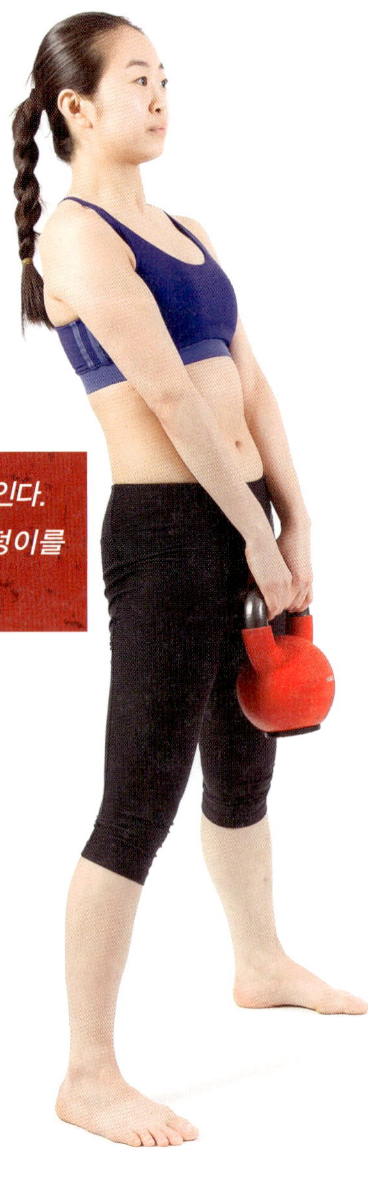

숨을 내쉬면서 복부의 근육으로 몸통을 조인다. 상체를 들어 올릴 때는 활을 쏘듯이 엉덩이를 강하게 조이면서 앞으로 밀고 일어난다.

변형된 스티프 레그 데드리프트의 잘못된 자세

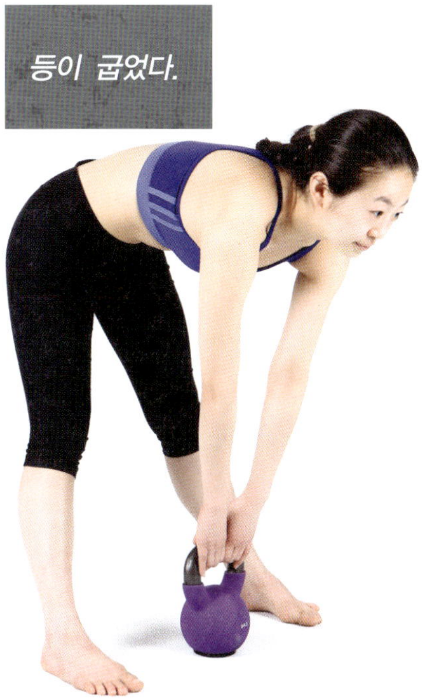
등이 굽었다.

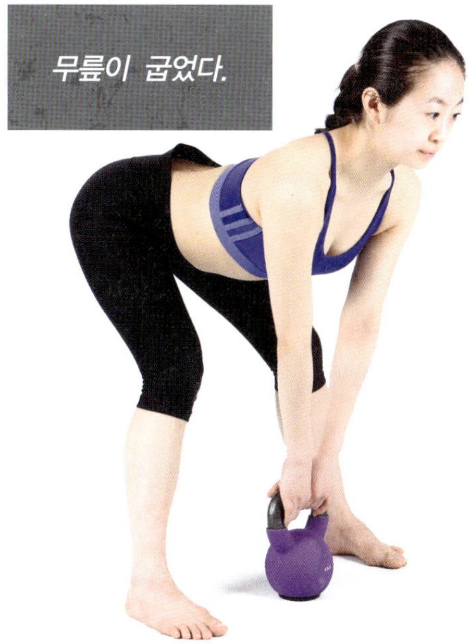
무릎이 굽었다.

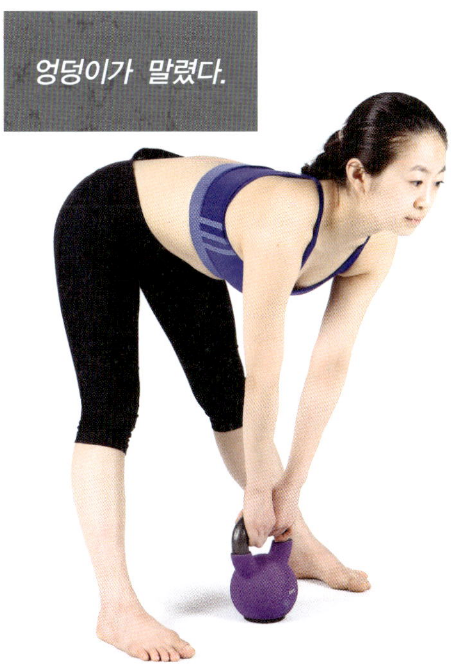
엉덩이가 말렸다.

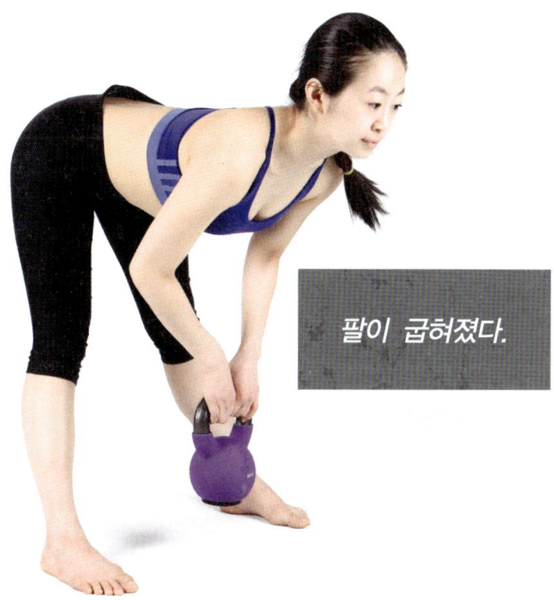
팔이 굽혀졌다.

부상 예방을 위한 안전수칙

가슴을 열고 엉덩이로 미세요.

인체의 모든 움직임의 중심은 엉덩이입니다. 여성을 위한 케틀벨 운동의 동작들은 상체를 구부렸다가 펴는 것이 많습니다. 가슴을 열고 등을 펴는 동시에 엉덩이로 상체를 밀어야 합니다.

곧게 편 허리로 뒤굽힘하세요.

케틀벨 운동은 중량보다 반복횟수가 중요한데, 이 운동을 지속적으로 하면 근육이 지쳐 몸을 앞으로 숙일 때 등과 허리를 구부리게 됩니다. 『Enter the Kettlebell』(대성의학사)에 소개된 유명한 피지컬 테라피스트 로빈 맥켄지(Robin McKenzie)는 대부분의 허리통증이 인대와 그 주변 조직의 오버스트레칭 때문에 발생한다고 설명합니다. 구부정한 자세는 절대 금물입니다. 리프팅 전과 후에 5회의 후굴(back bends)자세를 실시합니다.

후굴자세는 손가락이 아래로 향하게 한 채 허리의 잘록한 부분에 손을 대고 다리는 곧게 편 상태에서 손을 지렛대처럼 이용하면서 등을 천천히 뒤로 구부린 후 1초간 정지했다가 다시 직립자세로 돌아오는 것입니다. 이 동작을 연속적으로 반복하면서 가슴을 좀 더 뒤로 젖히도록 노력해야 합니다. 격렬한 운동 후에는 등과 허리를 구부리는 자세를 삼가고 뒤굽힘(후굴) 5회를 실시합니다.

흉식호흡으로 몸통을 탄탄히 하세요.

동작을 할 때마다 가슴으로 숨을 들이마시고 내쉬는 흉식호흡을 해야 합니다. 특히 숨을 내쉴 때는 복부의 근육들을 강하게 수축시켜 허리를 보호하기 위해 근육 코르셋을 입은 것처럼 합니다. 앞에서 설명한 것처럼 흉식호흡은 호흡을 내쉴 때 배의 복부근육들이 허리 주위를 단단하게 조입니다.

팔에 힘을 빼고 쭉 펴세요.

스윙을 할 때 팔에 힘을 주면 관절의 자연스러운 움직임이 적어지면서 부상을 당할 수 있습니다. 최상위점과 최하위점을 연결동작으로 스윙할 때 모든 동작 내내 팔꿈치를 쭉 펴야 부상을 예방할 수 있습니다.

어깨를 소켓 안에 집어넣으세요.

케틀벨을 머리 위로 밀어 올릴 때 팔꿈치를 고정시키고 어깨관절과 위팔의 위팔뼈(상완골)를 몸통 안에 집어넣어야 합니다. 이 동작은 거북이가 머리를 안으로 쏙 집어넣는 모습을 연상하면 이해하기 쉬울 것입니다. 어깨관절과 위팔뼈를 몸통 소켓 안에 집어넣는다면 팔과 몸이 하나로 연결되어 팔을 당기거나 흔들 때 몸통이 움직이게 됩니다.

손목을 구부리지 마세요.

무거운 케틀벨은 손목을 뒤로 구부러지게 할 수 있습니다. 손을 핸들 속으로 찔러 넣어 웨이트가 손바닥의 두툼한 곳에 머물게 하고 손목굽힘근육(손목굴근, wrist flexors)으로 구부러짐을 막아야 합니다. 여성들의 경우 손목의 힘이 약하기 때문에 손목 강화를 위한 굽힘운동(굴근운동, wrist curl)과 폄운동(신근운동, reverse curl)을 해야 합니다.

손바닥을 잘 관리하세요.

여성의 손바닥은 몹시 부드럽기 때문에 케틀벨의 모든 운동을 할 때 굳은살이 쉽게 생깁니다. 특히 초보자일수록 무거운 케틀벨을 강하게 쥐곤 하는데, 쥐는 것이 아니라 느슨하게 잡음으로써 굳은살이 생기기 쉬운 손가락의 아래 부분에 최소의 강도가 주어지게 해야 합니다.

러시안 기르빅들은 밤에 뜨거운 물에 손을 담근 다음 부석(floatstone)을 이용해 굳은살을 얇고 부드럽게 만들고, 마지막으로 유분 있는 크림이나 글리세린과 암모니아를 3대 1의 비율로 섞어 발라서 굳은살이 두꺼워지거나 손이 거칠어지는 것을 예방했다고 합니다.

과거에는 체조, 파워리프팅, 그리고 현재는 케틀벨 운동을 하면서 자신의 손을 거칠게 다뤄온 시니어 RKC 마크 리프킨트(Mark Reifkind)의 "굳은살이 너무 두꺼워지거나 딱딱해지는 것을 해결하기 위해 체조에서 배운 기법들"을 『Enter the Kettlebell』(대성의학사)에서 다음과 같이 소개했습니다.

1. 최소 5분 동안 뜨거운 물에 손을 담근다. 욕조나 세면대에서 하는 게 좋다. 샤워는 너무 오래 걸린다.
2. 손을 말리고 30초 후 또는 혈색이 돌아올 때까지 기다린다.
3. 부석이나 사포 등으로 굳은살을 제거한다.

골반기저근 운동을 하기 전 숙지사항

1. 골반기저근을 정확히 아는 것: 소변을 보다가 중간에 끊을 때 긴장되는 근육
2. 골반기저근을 조이고 들어주는 동작을 정확히 할 것

골반기저근 운동법

1. 항문, 질, 요도를 조이고 강하게 당기면서 안쪽으로 들어 올려 10초 동안 수축시킨다.
2. 숨을 마시면서 조이고 내쉬면서 풀어준다.
3. 한 번 수축 후 10~20초간 쉬었다가 다시 반복한다. 휴식이 중요하다.
4. 숙달되면 조이는 시간을 더 길게 하고 12회 이상 반복한다.
5. 규칙적으로 5~10분 동안 정확하게 실시한다.
6. 성의 없이 많이 하는 것보다 조금씩 정확한 수축운동을 하는 것이 중요하다.

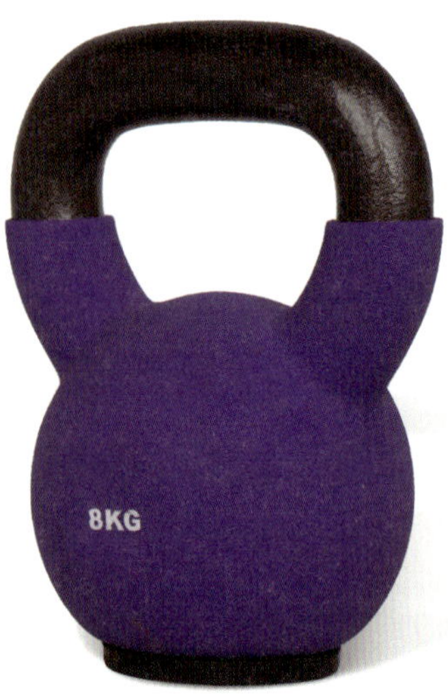

CHAPTER THREE

S라인을 만드는 케틀벨

오버헤드 케틀벨 풀 스쿼트 – 탄력 있는 허벅지와 엉덩이 볼륨을 위한

피트니스센터나 헬스클럽의 트레이너들은 대부분 스쿼트를 할 때 무릎을 90도 이상 구부리지 말라고 합니다. 부정확한 자세로 운동을 하면 부상을 당할 수 있기 때문입니다. 그런데 풀 스쿼트는 무릎을 많이 구부리는 자세로 운동효과가 매우 큽니다.

미국의 힐먼대학에서 웨이트 트레이닝에 능숙한 사람 열 명을 피험자로 하여 실험을 하였습니다. 무릎을 절반만 구부리는 하프 스쿼트, 무릎이 지면과 평행이 되도록 하는 패러럴 스쿼트(정석 스쿼트), 깊게 하는 풀 스쿼트를 실시하였습니다. 그 결과 풀 스쿼트를 할수록 엉덩이 중간의 튀어나온 부분이 더 크게 자극받는다는 사실이 밝혀졌습니다. 특히 중량을 들고 일어서는 동작에서 엉덩이근육이 가장 활발한 움직임을 보였다고 합니다(헬스조선, 이금숙 기자).

풀 스쿼트 동작에 역도의 스내치(인상, snatch)를 합쳐 구성한 오버헤드 케틀벨 풀 스쿼트(overhead kettlebell full squat)는 넙다리와 엉덩이, 척추 전체를 똑바로 펴줌과 동시에 균형감각 운동으로 매우 효과적입니다.

1 다리를 어깨너비보다 넓게 벌리고 케틀벨의 엉덩이(bottom)를 위로 하여 잡는다.

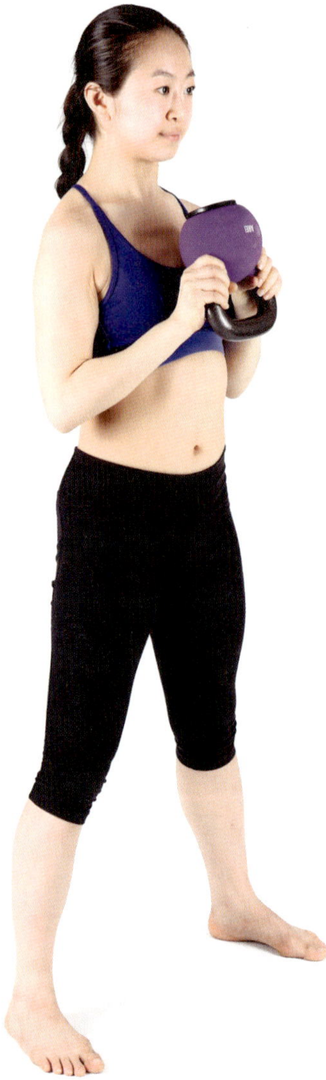

2 팔을 위로 밀어 올린다.

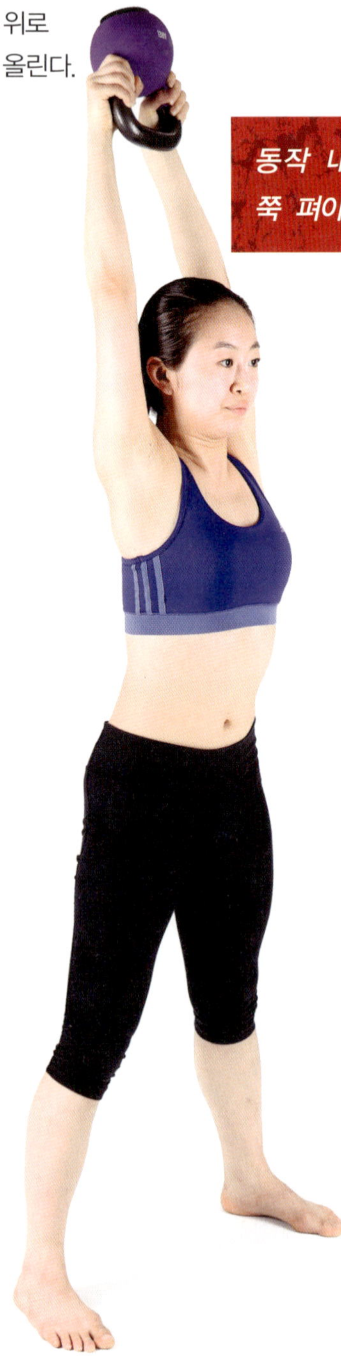

동작 내내 팔은 쭉 펴야 한다.

3 등을 곧게 펴고 가슴으로 숨을 들이마시면서 엉덩이가 무릎보다 약간 낮게 앉는다.

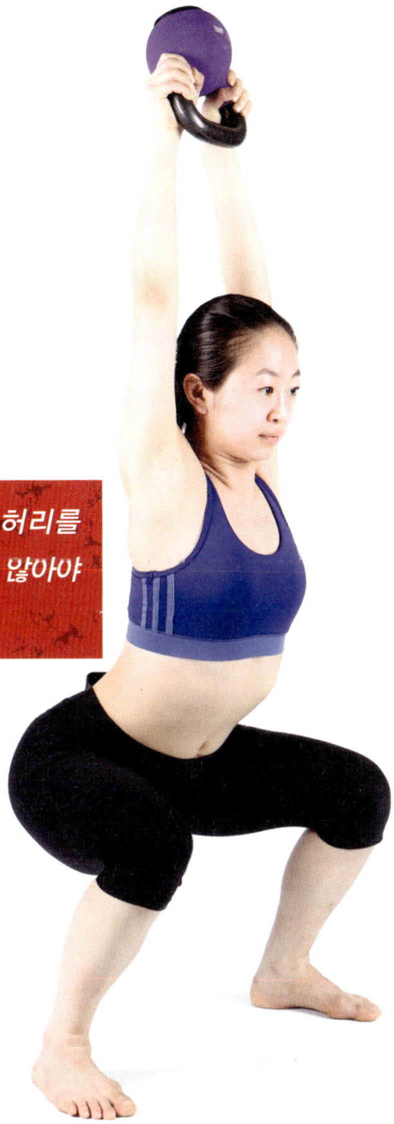

앉을 때 허리를 구부리지 않아야 한다.

4 숨을 내쉬면서 일어난다.

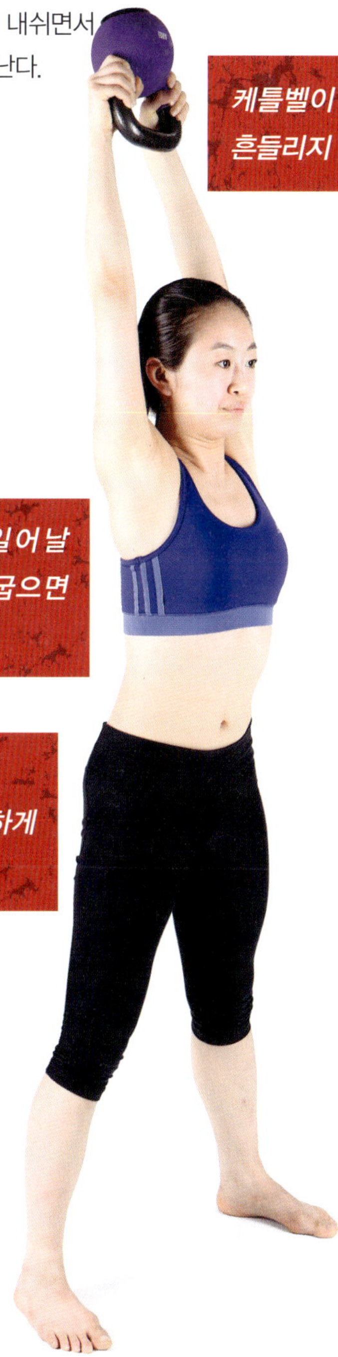

케틀벨이 앞이나 뒤로 흔들리지 않아야 한다.

앉거나 일어날 때 등이 굽으면 안 된다.

일어났을 때 엉덩이를 강하게 조여야 한다.

오버헤드 케틀벨 풀 스쿼트의 잘못된 자세

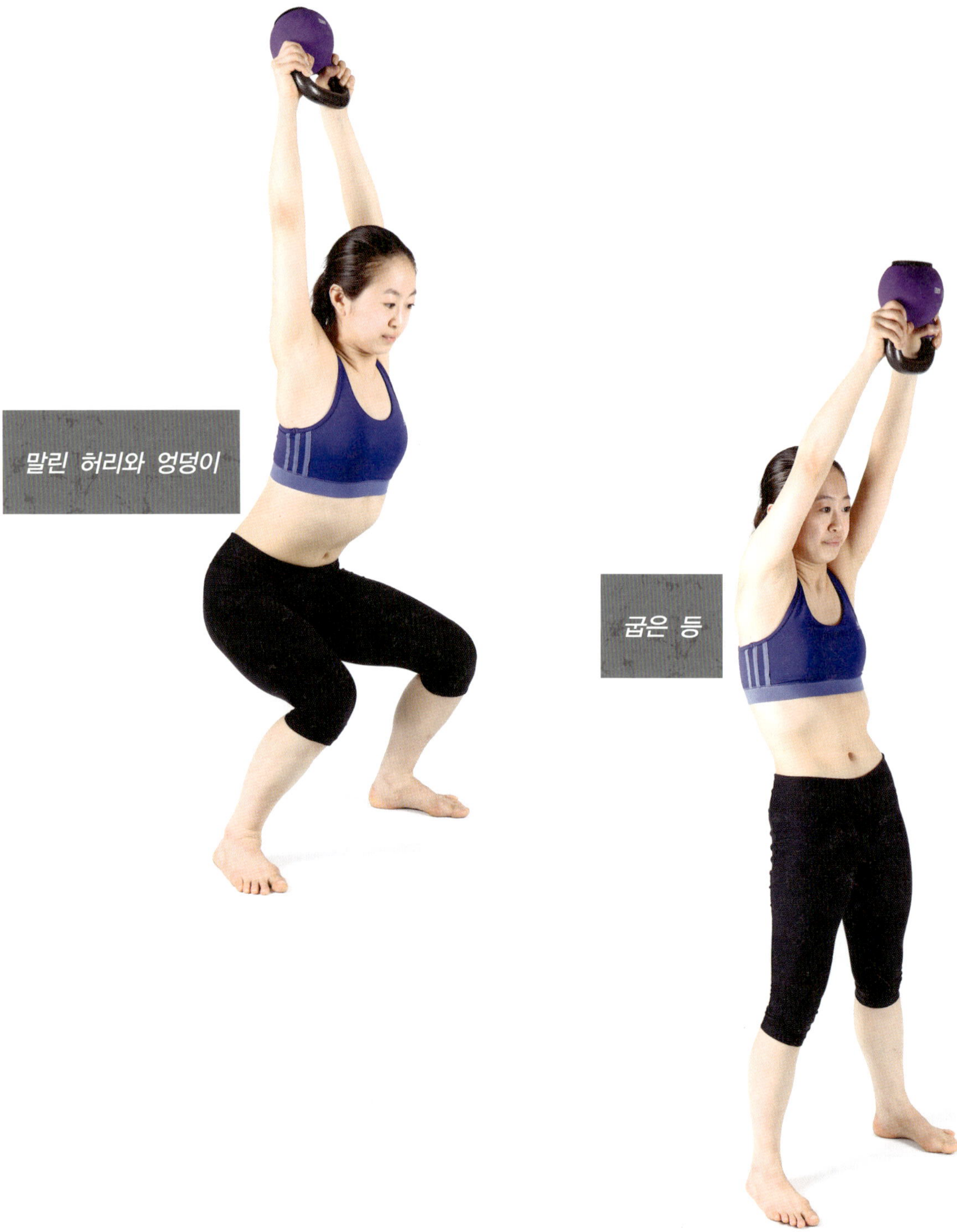

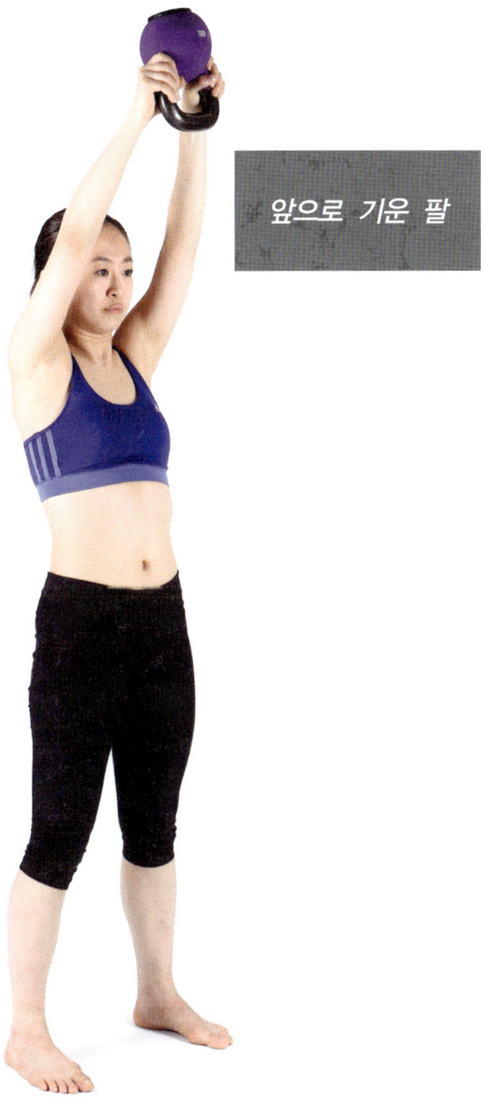
앞으로 기운 팔

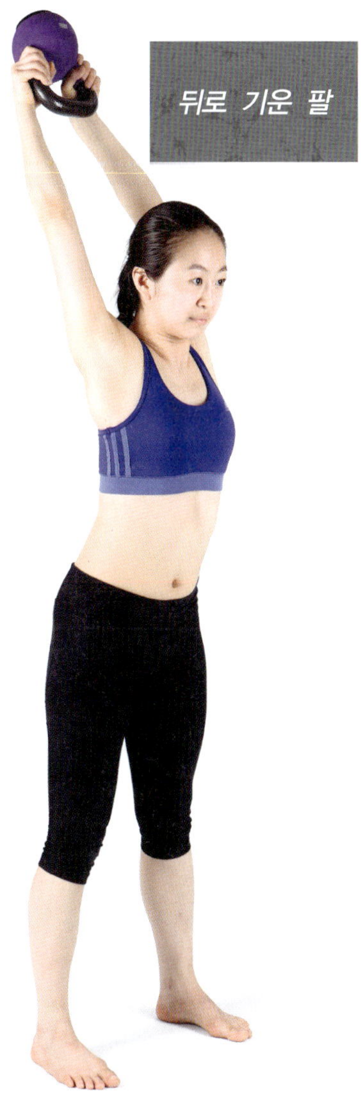
뒤로 기운 팔

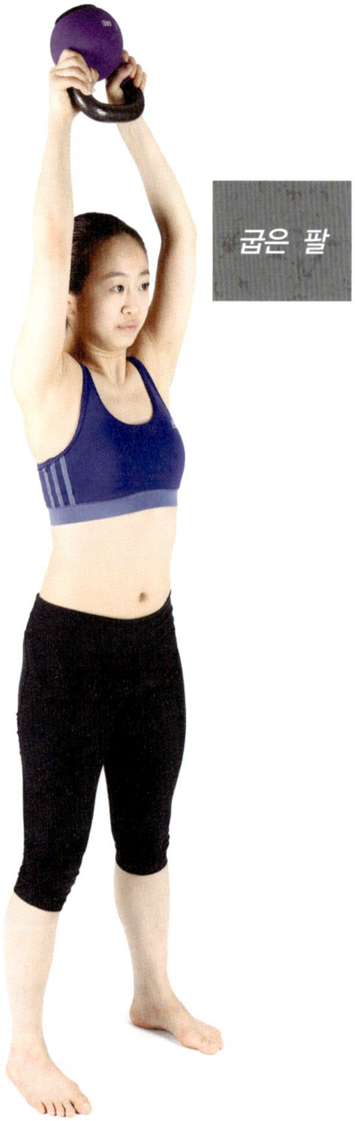
굽은 팔

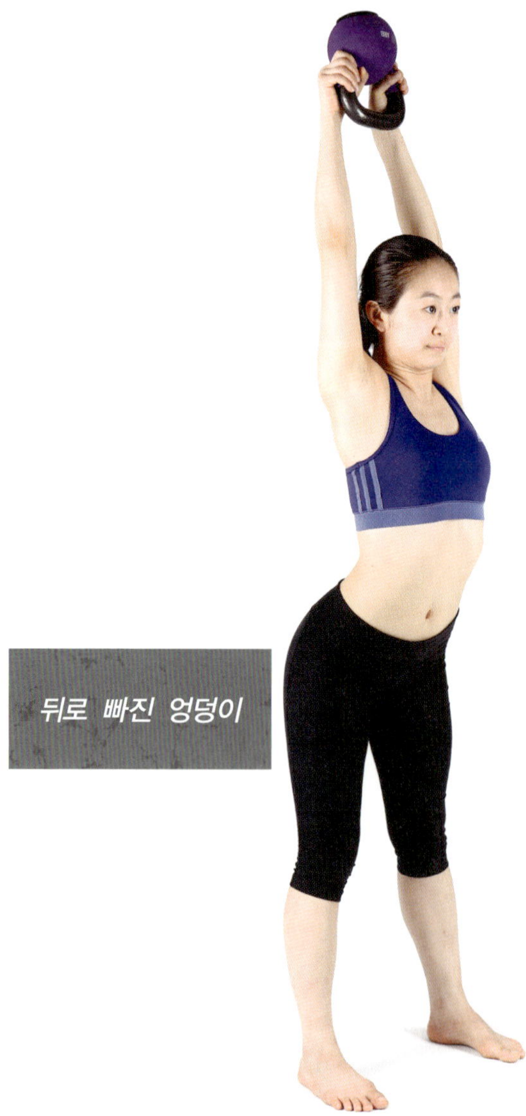
뒤로 빠진 엉덩이

스윙-허리, 엉덩이, 하체의 강화와 아름다운 신체라인을

『Enter the Kettlebell』(대성의학사)을 보면 스윙의 기본 원리인 엉덩관절 접기는 RKC 스윙 이후 계속 발전해 백스윙에서 엉덩관절을 더욱 깊숙이 접고 있다고 합니다. 즉, 루마니안 데드리프트와 더 비슷해졌다고 말하고 있으며, 엉덩이를 접었다 펴는 방향도 수평임을 더 분명히 하고 있습니다. 기존의 경첩(hinge)자세에서 손을 앞으로 뻗으며 엉덩관절을 접는 자세는 손의 무게로 척추에 더 많은 자극을 느끼도록 개선된 것인데, 이 역시 앞의 이유와 일맥상통하는 부분이라 할 수 있습니다.

스윙을 할 때는 가슴을 열고 엉덩이를 뒤로 빼며, 몸통을 세울 때는 가슴을 열면서 척추에 탄성을 주는 동시에 엉덩이를 활을 쏘는 것처럼 튕겨내면 됩니다. 스윙을 시작할 때 자세가 무너진다거나 케틀벨 때문에 몸의 중심이 흔들린다면 자세가 완벽하지 않거나 케틀벨이 무거운 것입니다. 무거운 무게를 써서 무릎이 안쪽이나 바깥쪽으로 모아지거나 벌어지는 것보다는 가벼운 중량을 써서 완벽한 자세를 숙지하는 것이 중요합니다. 이때 정강이는 바닥과 수직을 이루는 것이 가장 좋습니다. 상체를 폈을 때 엉덩이를 앞으로 밀듯이 엉덩이근육을 강하게 조여주어야 합니다.

정확한 자세로 스윙을 해보세요. 어느 날 강하면서 멋진 허리라인과 터질 듯한 엉덩이, 탄탄하면서 슬림해진 각선미를 느끼게 될 것입니다.

가장 효과적인 근력과 체력운동은?

『Enter the Kettlebell』(대성의학사)에서는 케틀벨 스윙보다 더 유용한 운동이 한 가지라도 있는지 찾아보라고 자신 있게 이야기합니다. 시니어 RKC 지도자이자 브라질리안 주짓수 세계 챔피언인 스티브 맥스웰은 "완벽한 케틀벨 스윙 하나가 다른 99%의 정교한 근력운동(스트렝쓰, strength)과 조절 훈련(컨디셔닝, conditioning) 프로그램보다 더 우수하다"고 단언합니다. 스윙은 케틀벨을 다리 사이로 보냈다가 가슴 높이까지 흔드는 동작입니다. 팔은 곧게 펴되 느슨해야 합니다.

『여성을 위한 케틀벨』을 집필하면서 세 명의 요가전문지도자에게 지도자 교육을 실시하였습니다. 요가는 근육의 움직임보다 뼈의 움직임이 많은 운동으로 세 명 모두 유연성이 무척 좋았습니다. 그런데 처음 시작할 때 세 명 모두 요가의 후굴자세로 인해 골반이 앞쪽으로 기울어져 허리가 배쪽으로 굽어져(허리앞굽음, lordosis) 있는 상태였으며, 척추를 잡아주는 등과 허리의 근육이 발달해 있지 않았습니다. 그러나 케틀벨 스윙을 배우고 지속적으로 연습한 결과, 등과 허리의 근육이 발달하였고 엉덩이가 아름답고 탄력적으로 변했습니다. 피트니스에서 운동하는 여성 회원들의 관심이 집중됐고 부러움의 대상이 되었습니다. "엉짱"으로 변했기 때문이죠.

케틀벨 운동은 근력과 체력, 유연성을 향상시키는 최고의 운동입니다. 꾸준히 하면 모든 여성이 꿈꾸는 볼륨 있는 몸매로 분명히 바뀔 것입니다.

완벽한 스윙을 위한 3가지 핵심절차

1. 스윙할 때, 케틀벨을 들 때, 내려놓을 때는 경첩자세의 정렬을 유지한다.
2. 선 자세에서 엉덩이와 무릎을 완전히 편다. 몸은 반드시 일직선이 돼야 한다.
3. 스윙의 선 자세에서 팔은 반드시 펴되 느슨해야 한다. 그러면 케틀벨이 곧게 편 팔의 연장선에 놓이게 된다.

1

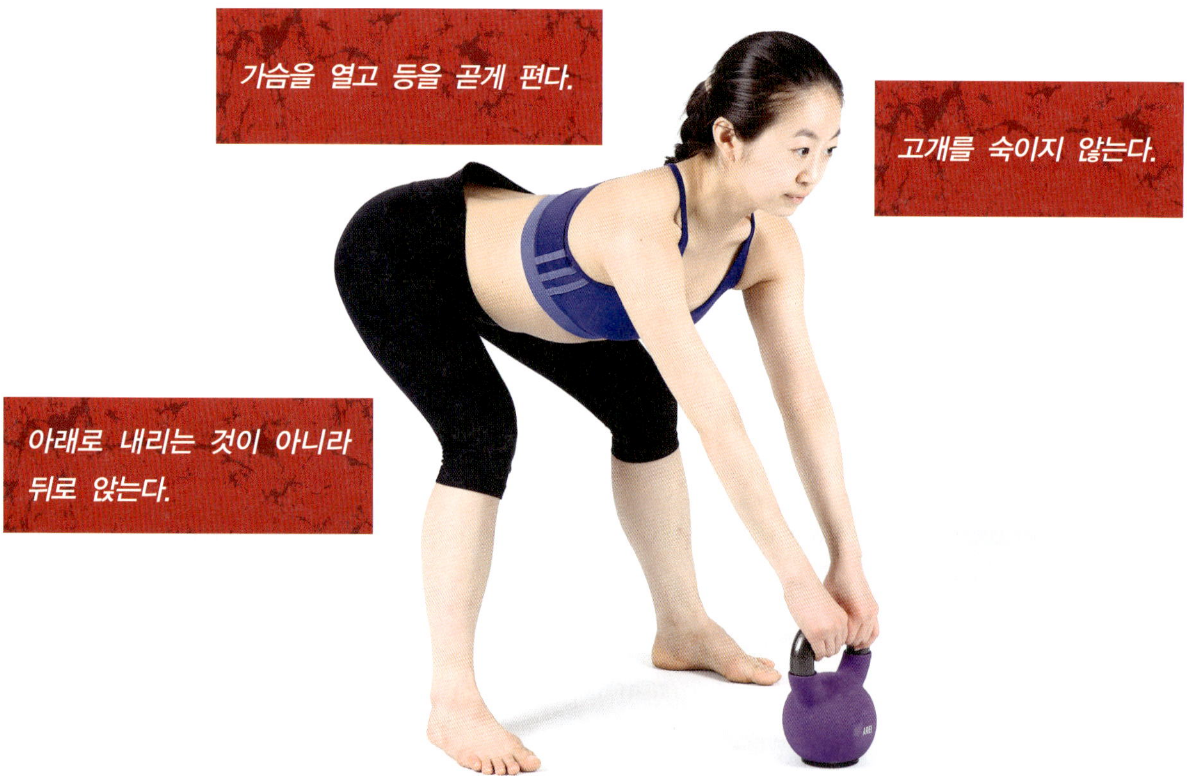
가슴을 열고 등을 곧게 편다.
고개를 숙이지 않는다.
아래로 내리는 것이 아니라
뒤로 앉는다.

2

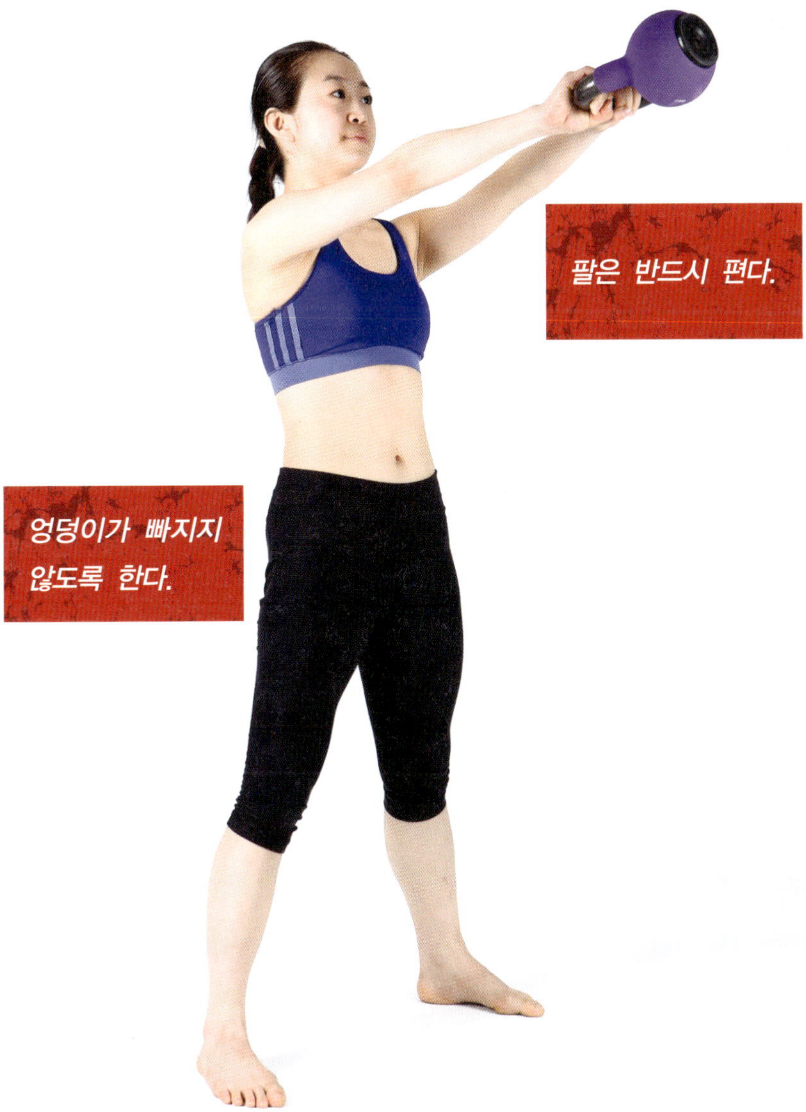

완벽한 스윙의 잘못된 자세

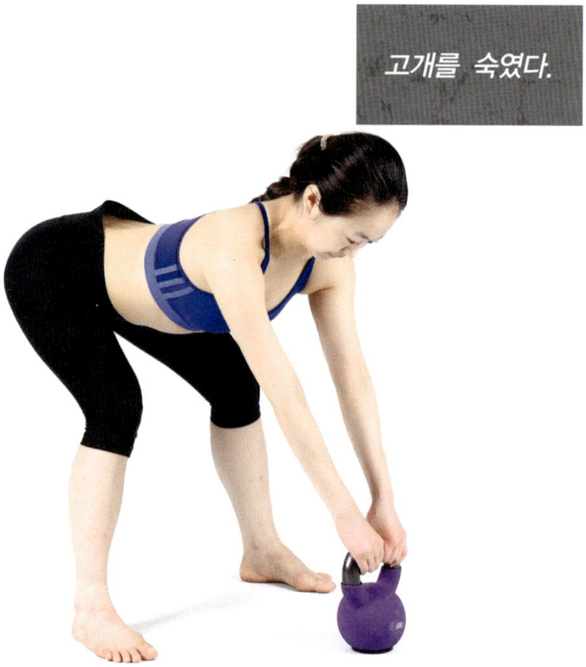

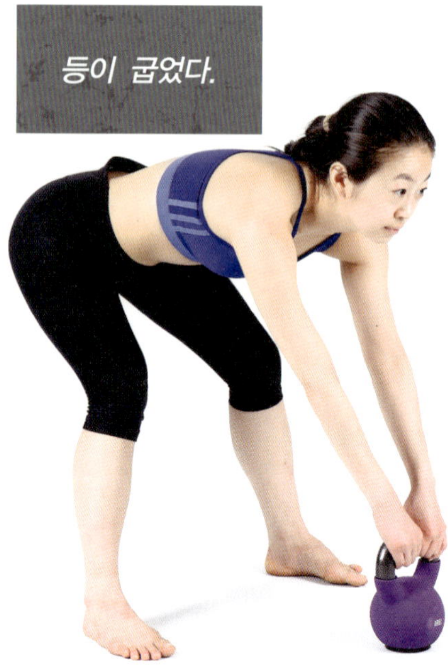

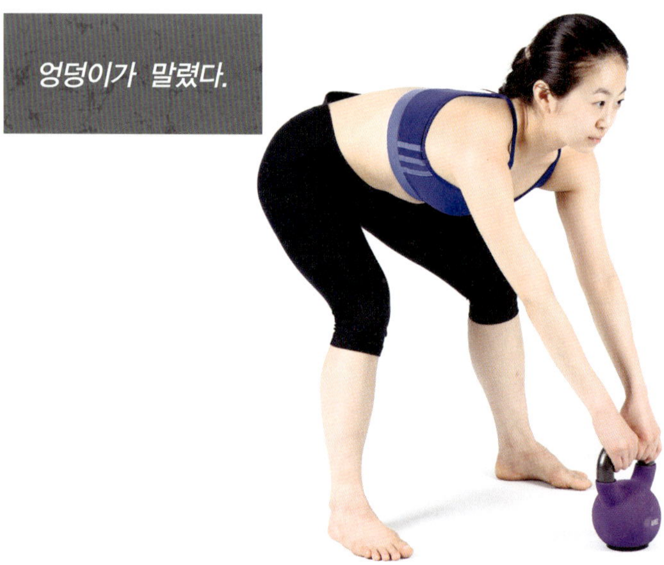

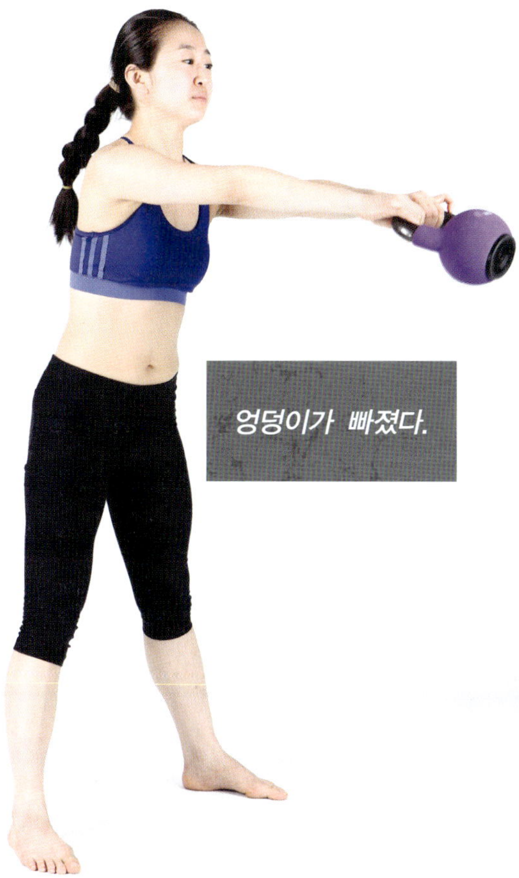
엉덩이가 빠졌다.

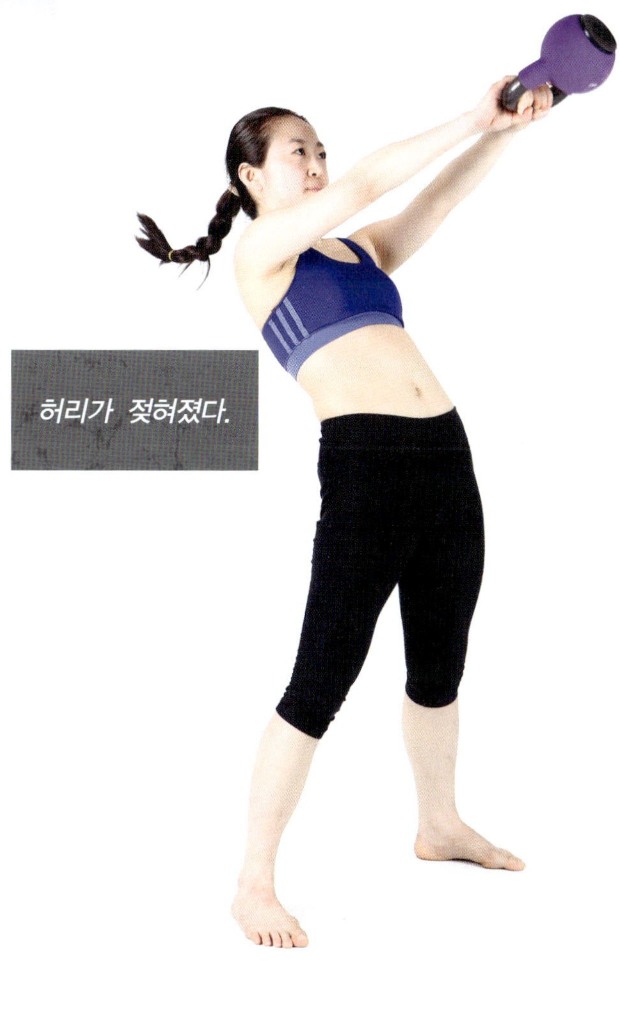
허리가 젖혀졌다.

스윙 마스터하기

스윙은 케틀벨을 다리 사이로 보냈다가 가슴 높이까지 흔드는 동작입니다. 팔은 곧게 펴되 느슨해야 합니다. 파워는 케틀벨을 다리 사이로 내릴 때 가슴을 열어 등과 허리의 근육이 케틀벨 무게를 버텨주고, 들어 올릴 때 가슴을 뒤로 젖히면서 엉덩이를 활처럼 쏘아줌으로써 생겨납니다.

『Enter the Kettlebell』(대성의학사)에서는 스윙을 마스터하기 위한 방법으로 박스 스쿼트를 권하고 있습니다. 이 운동은 파워리프터들의 스쿼트의 깊이, 유연성, 테크닉과 파워를 향상시킨다고 합니다. 하지만 여성들은 파워리프터가 되고자 하는 것이 아니라 몸매 만들기에 관심이 많습니다. 그러므로 체력향상과 몸매 만들기에 가장 효과적인 박스 스쿼트와 엉덩관절 접기(hinge)를 합친 변형된 동작 경첩 찌르기(hinge poke) 운동이 더 적합합니다.

변형된 경첩 찌르기는 신체의 움직임을 정확하게 숙지하는 방법입니다. 여기에 스윙을 배우기 위해 자세와 근력향상을 위한 밴드 당기기 운동을 추가하였습니다.

밴드 당기기(band row)-스윙을 하기 위한 자세와 근력향상을 위한

밴드 당기기 운동은 언제 어디서나 연습이 가능한 동작입니다. 먼저, 고정된 곳(문의 손잡이, 약간 무거운 물체에 묶어서 실시)에 밴드를 무릎 높이 정도의 위치에 묶은 후 팔을 쭉 펴서 팽팽해질 정도의 거리를 유지합니다.

두 다리를 어깨보다 넓게 벌리고 밴드 쪽으로 가슴을 열고 손을 앞으로 쭉 찌르듯 펴면서 엉덩이를 뒤로 뺍니다. 가슴을 연다는 것은 등과 허리를 펴주는 것을 말합니다. 이렇게 하면 그 부위의 근육들이 탄탄해지면서 바른 몸매를 유지하게 해줄 것입니다.

무릎을 구부릴 때 무릎이 앞으로 나가지 않게 합니다. 가장 좋은 동작은 정강이가 수직에 가깝도록 유지하는 것입니다. 무릎은 안으로 모이거나 밖으로 벌어지지 않게 합니다.

발가락은 바깥으로 살짝 벌립니다. 발가락의 방향으로 무릎도 같이 움직여야 합니다.

1 두발을 어깨너비보다 약간 넓게 벌리고 두 팔로 밴드를 당겨 선다.

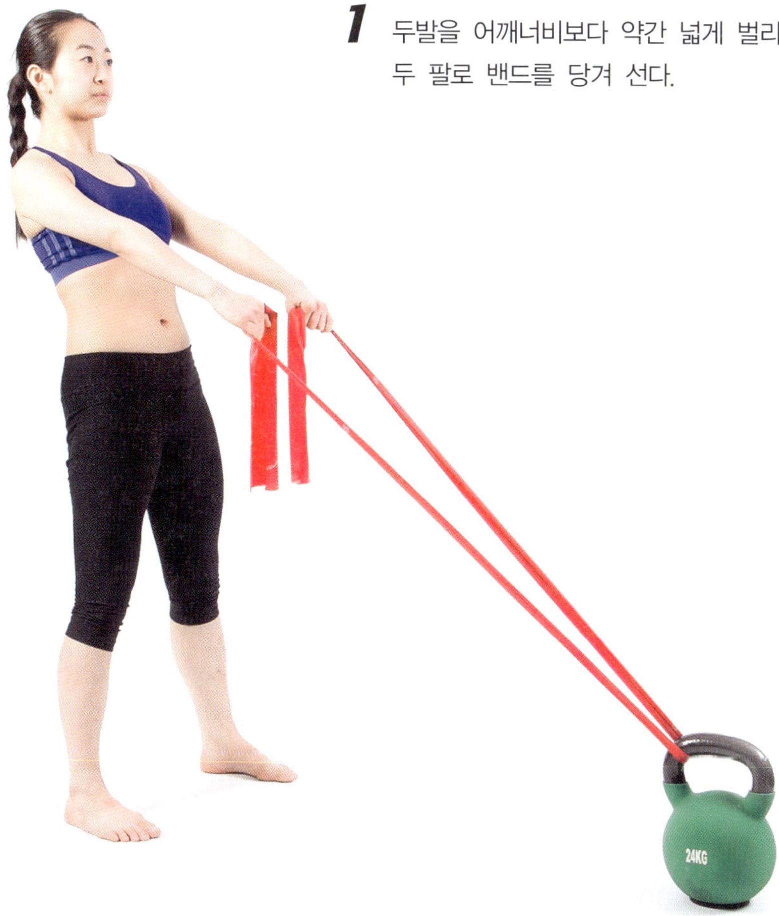
등은 곧게 편 상태를 유지한다.

2 가슴으로 숨을 들이쉬면서 허리를 앞으로 구부린다.

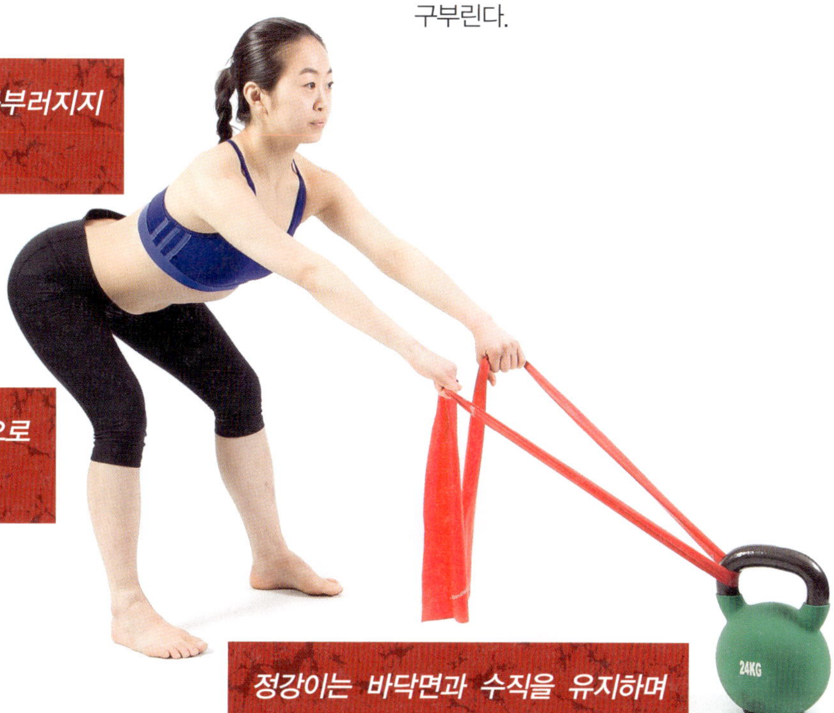
허리와 엉덩이가 구부러지지 않게 한다.
무릎이 안쪽이나 바깥쪽으로 흔들리지 않아야 한다.
정강이는 바닥면과 수직을 유지하며 발을 바닥에 뿌리박듯이 고정시킨다.

3 숨을 내쉬면서 가슴을 열어 뒤로 젖히면서 팔을 옆구리 쪽으로 잡아당기며 몸을 세운다.

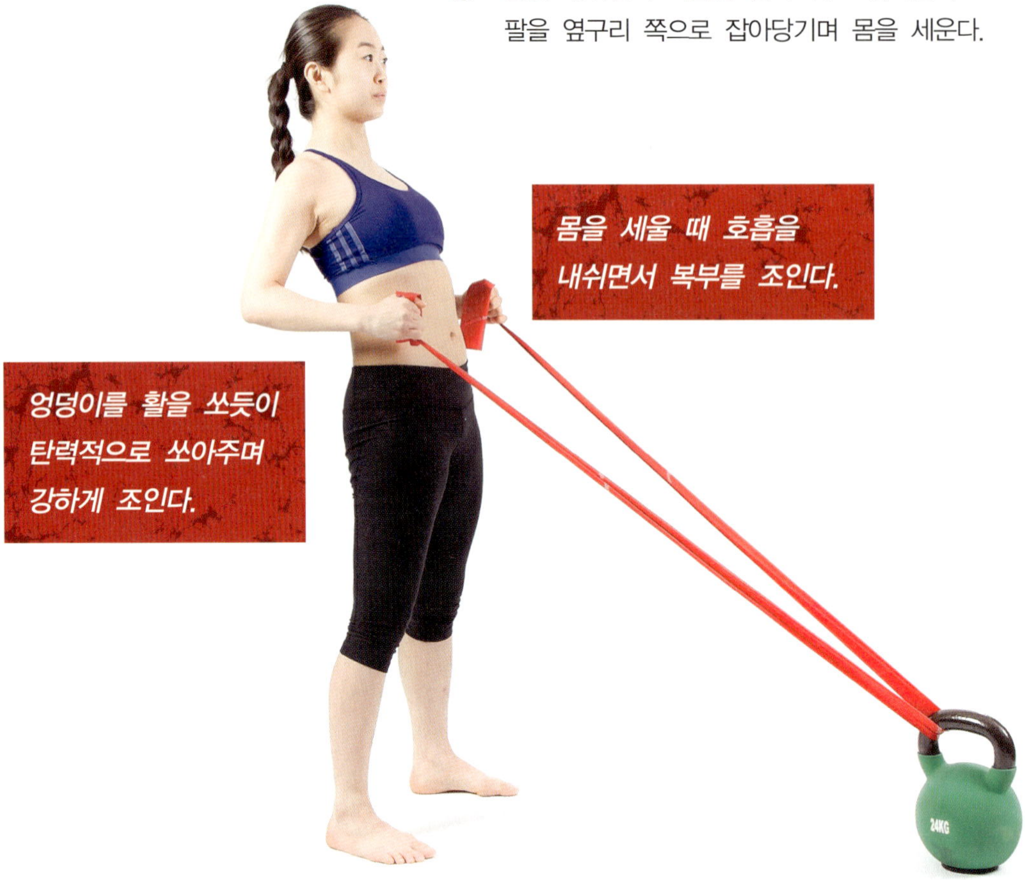
몸을 세울 때 호흡을
내쉬면서 복부를 조인다.
엉덩이를 활을 쏘듯이
탄력적으로 쏘아주며
강하게 조인다.
24KG

제대로 된 스윙

밴드 당기기 운동을 열심히 했다면 스윙을 한결 쉽게 할 수 있습니다. 케틀벨을 잡을 때 엉덩이를 뒤로 빼면 몸통이 앞으로 기울면서 무릎이 구부려지게 됩니다. 무릎이 앞으로 나가지 않게 해야 하며, 가장 좋은 방법은 정강이를 수직에 가깝게 유지하는 것입니다. 엉덩관절을 구부리는 변형된 경첩 자세를 꾸준히 연습해야 합니다. 무릎은 안으로 모이거나 밖으로 벌어져서는 안 되고, 발과 같은 방향으로 움직여야 합니다.

일어날 때 어깨를 뒤로 젖히면서 활을 쏘듯이 엉덩이를 앞쪽으로 탄력적으로 밀면서 일어납니다. 일어날 때 발뒤꿈치가 움직이면 안 됩니다. 정강이는 바닥과 수직이 되게 하고 바닥에 뿌리박은 것처럼 단단하게 고정시켜야 합니다. 팽팽하게 당겨진 활을 쏘듯이 엉덩이근육을 탄력적으로 앞으로 쏘아냅니다.

스윙에서 케틀벨을 위로 보낼 때 호를 그리는 내내 팔은 쭉 펴져 있어야 합니다. 초보자들은 가슴을 펴는 동작이 잘 안 돼서 등이 구부려지거나 상체나 팔의 힘으로 케틀벨을 들어 올리는 경우가 있습니다. 하지만 꾸준히 연습하여 시계추처럼 정확하게 스윙해야 합니다.

스윙을 시작할 때 자세가 엉망이 되거나 케틀벨에 몸이 끌려 다니거나 중심이 흔들린다면 밸런스를 잃은 것입니다. 맨몸으로 하는 경첩 찌르기를 더 연습해야 합니다.

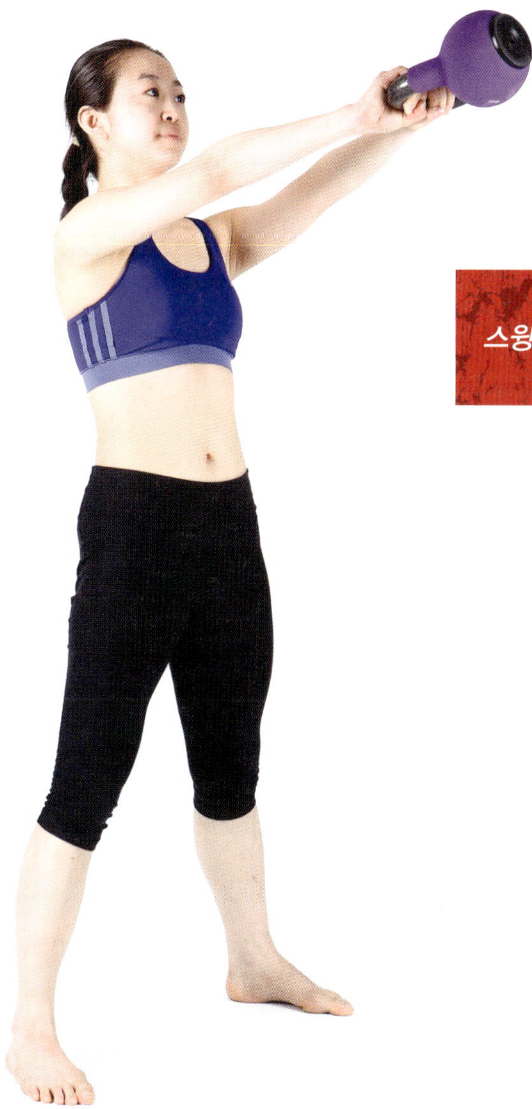

스윙의 이상적인 자세

스윙 최고점에서 흔들리는 잘못된 자세

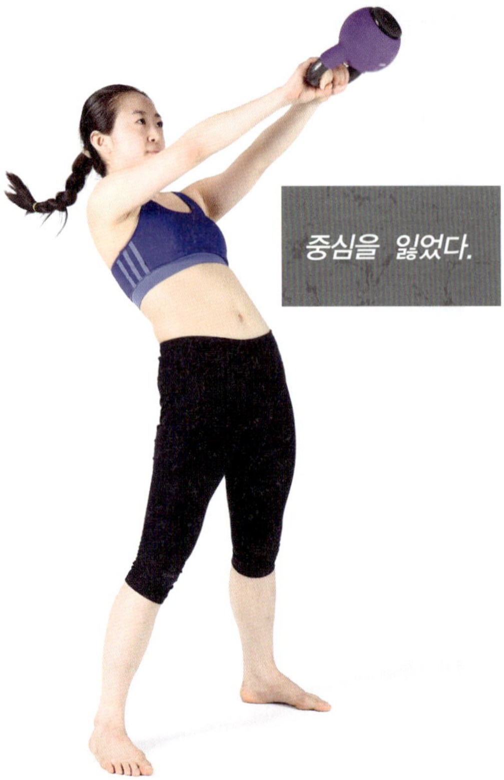
중심을 잃었다.

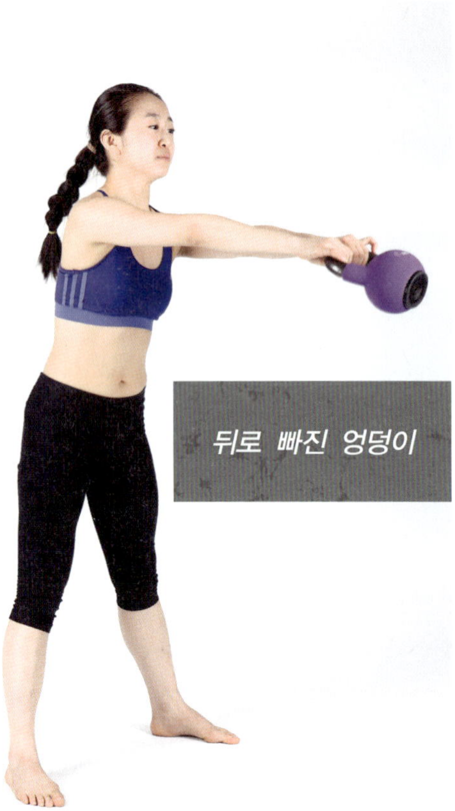
뒤로 빠진 엉덩이

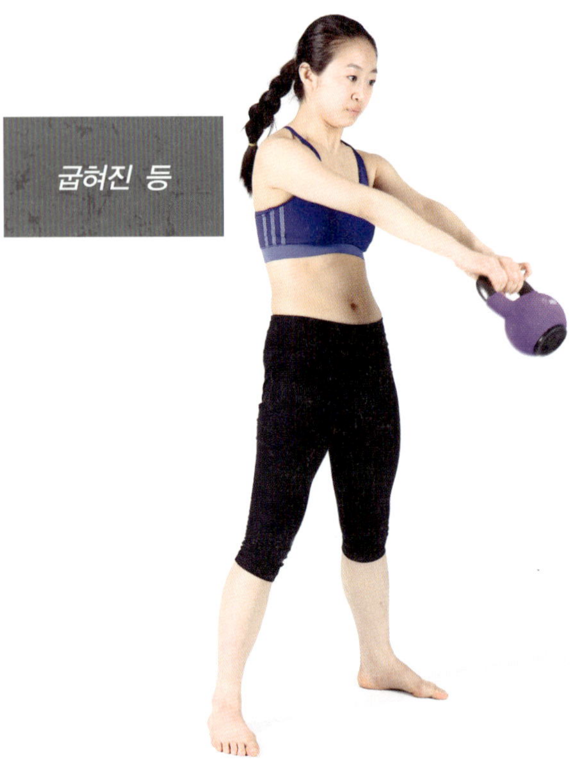
굽혀진 등

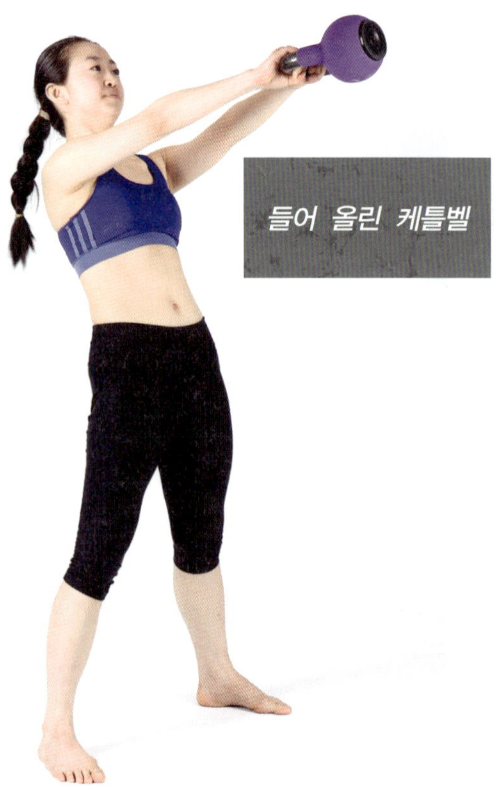
들어 올린 케틀벨

투핸드 스윙-체크포인트

스윙의 선 자세에서 두 개의 일직선을 만들고 있습니까?

1. 팔 · 케틀벨
2. 다리 · 상체 · 머리

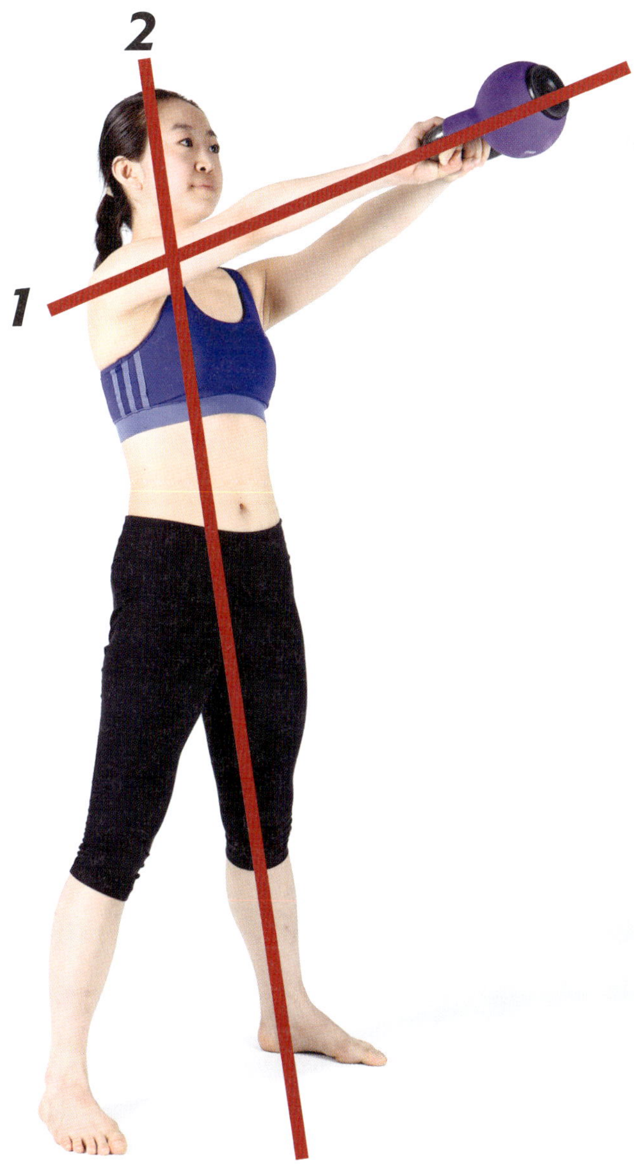

사진과 같은 두 개의 직선을 만드는 데 성공한다면 일반적인 스윙을 할 준비가 된 것입니다.

그러나 스윙을 더 능숙하게 해내려면 몸의 움직임 타이밍이 중요합니다. 가슴을 열고 어깨를 뒤로 젖히는 동시에 엉덩이가 활을 쏘듯이 몸이 튕겨지는 순간과 케틀벨이 띄워지는 동작이 조화를 이뤄야 합니다. 스윙을 하면서 힘을 쓰는 타이밍에 주의를 기울여 전체 동작이 완벽해지도록 리듬감이 있어야 합니다.

정점에 이른 순간에 케틀벨이 무게감 없이 떠 있도록 해야 합니다. 가슴을 열고 어깨를 젖히고 엉덩이를 탄력적으로 움직이되, 케틀벨의 무게로 몸이 흔들린다거나 중심을 잃으면 안 됩니다. 이런 경우 케틀벨을 가벼운 것으로 바꾸거나 기초운동을 더 숙달해야 합니다. 절대로 케틀벨에 끌려다니면 안 됩니다. 케틀벨이 스윙 궤적을 따라오게 해야 합니다.

엉덩이근육의 수축과 이완에 따라 최대한 늘리고 강하게 조이는 것이 스윙입니다. 엉덩이는 활시위에서 쏘아진 화살처럼 힘이 몸으로 올라가게 해야 합니다.

동작이 완성되면 올바른 호흡을 합니다. 호흡법은 케틀벨을 다리 뒤로 보낼 때는 가슴으로 숨을 들이마시고 케틀벨을 들어 올릴 때는 몸통, 특히 복부의 근육을 강하게 수축하면서 숨을 내쉬는 것입니다. 복부의 근육을 강하게 수축시킬 때 몸통이 코르셋처럼 단단하게 조여지게 됩니다. 숨을 내쉴 때는 “프”, “쓰”, “츠” 같은 소리가 새어나오는 정도의 호흡이 적당합니다. 소리만 내는 것이 아니라 숨을 내쉴 때 복부 근육을 강하게 수축시킨다는 것을 기억하시기 바랍니다.

투핸드 스윙-익히기

스윙을 마치고 케틀벨을 내려놓을 때는 조심해야 합니다. 일반적으로 웨이트 트레이닝 중에 부상을 당하는 경우는 적습니다. 그러나 중량을 들거나 내려놓을 때 부상을 당하기가 쉽습니다. 케틀벨이 백스윙 방향으로 자연스럽게 궤적을 따라가게 했다가 다시 살짝 앞으로 가도록 한 뒤 몸 앞에 내려놓습니다. 허리가 구부려지거나 중심이 흔들리지 않아야 하며 스윙이 너무 높이 올라가도 안 됩니다. 손에서 케틀벨을 놓을 때까지 긴장을 풀지 말아야 합니다.

1 몸 앞에 케틀벨을 놓는다.

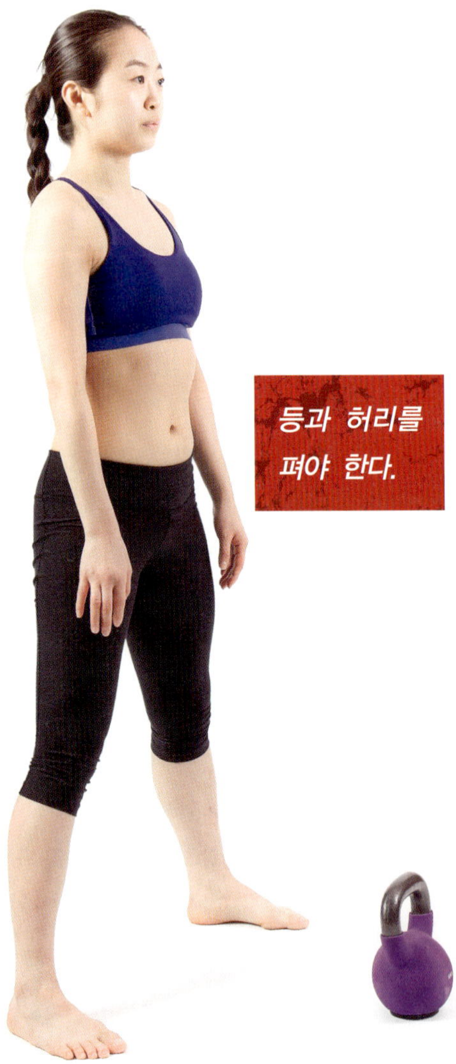

2 허리를 굽혀 케틀벨을 잡는다.

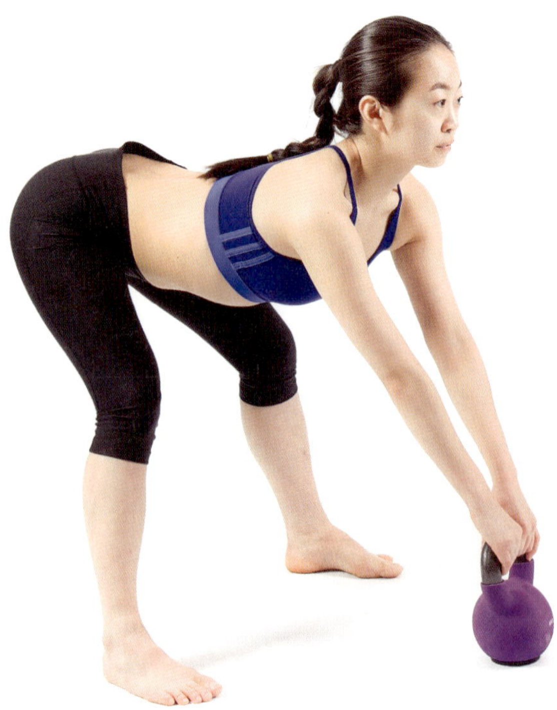

3 다리 사이로 케틀벨을 보낸다.

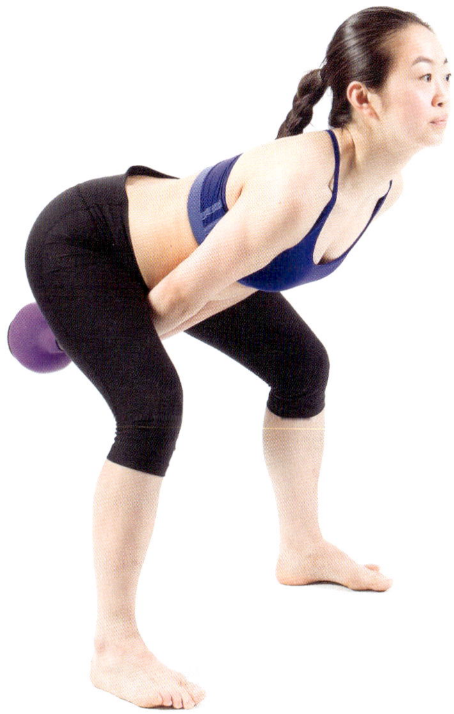

4 가슴을 열고 어깨를 뒤로 젖히면서 엉덩이를 탄력적으로 쏘아 보낸다.

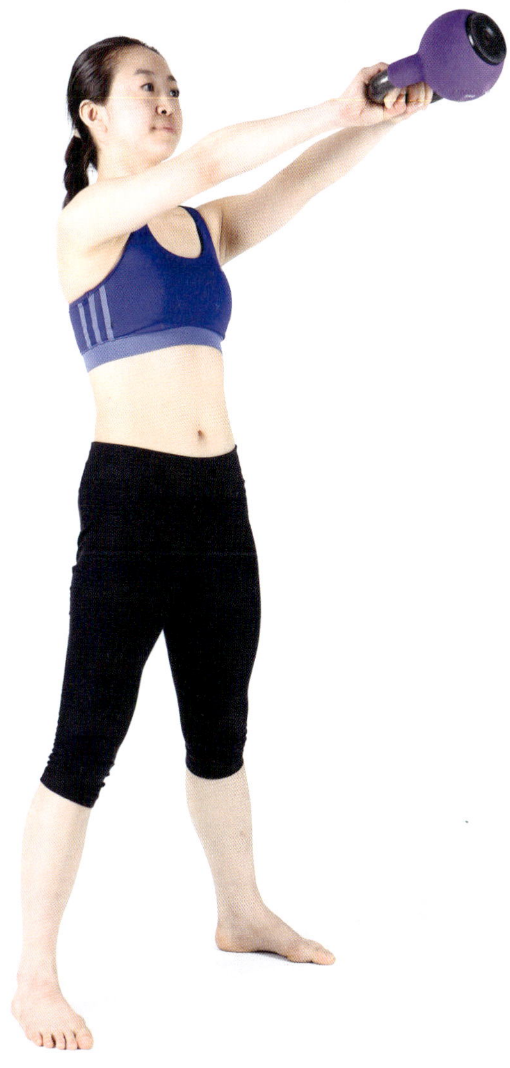

투핸드 스윙의 잘못된 자세

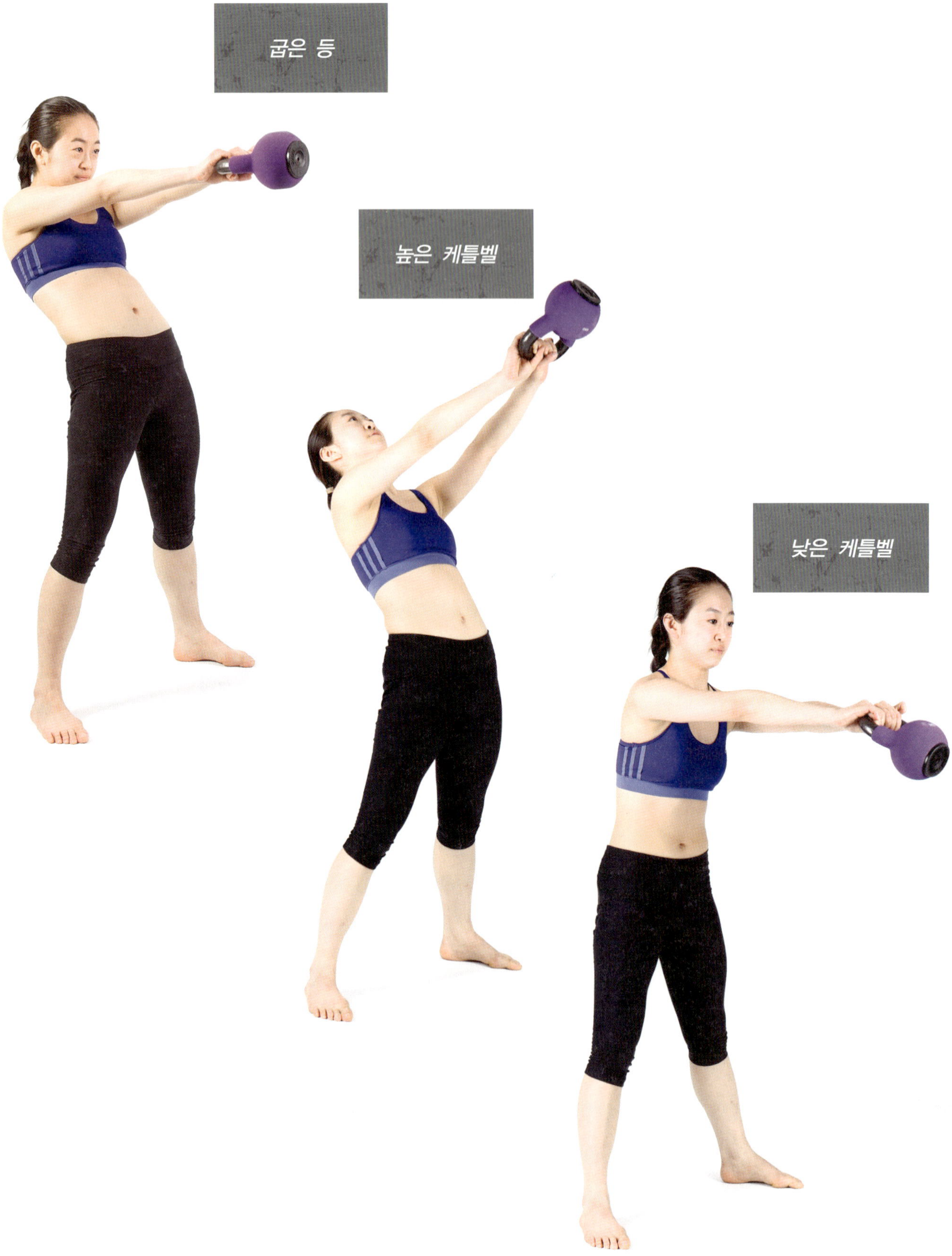

원핸드 스윙

투핸드 스윙을 익혔다면 원핸드 스윙을 합니다.

케틀벨의 핸들에 손가락을 걸듯이 살며시 움켜잡습니다. 팔과 어깨는 최대한 이완되게 하고 케틀벨을 잡지 않는 손의 움직임은 자연스럽게 유지합니다. 한쪽의 원핸드 스윙이 끝나면 반대쪽도 같은 방법으로 스윙을 합니다.

1 케틀벨 앞에 선다.

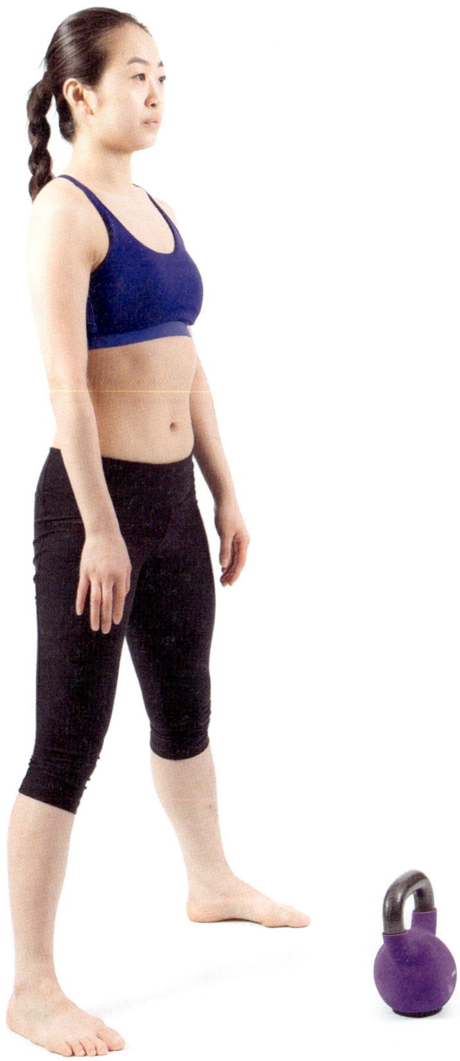

2 몸을 구부려 케틀벨을 잡는다.

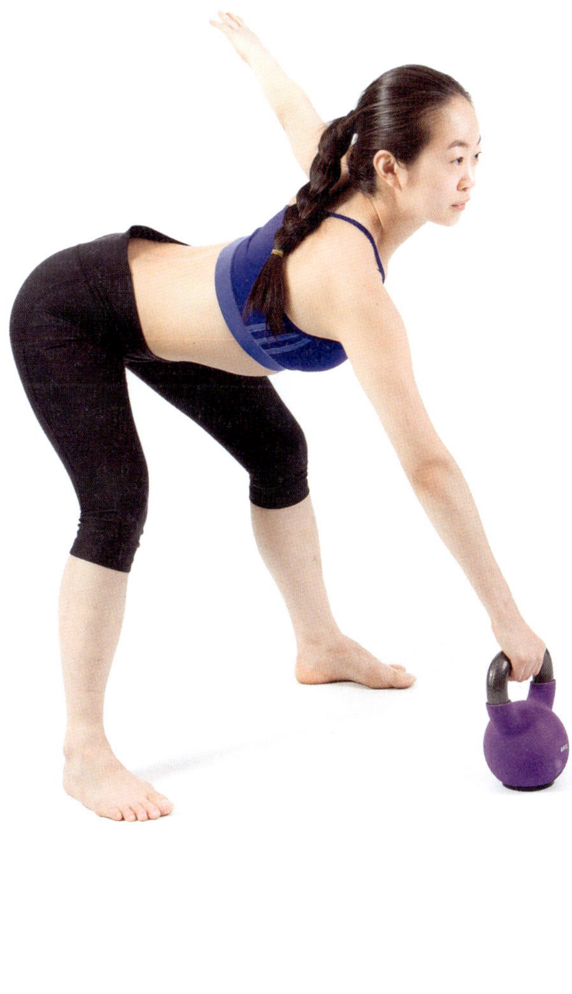

3 다리 사이로 케틀벨을 보낸다.

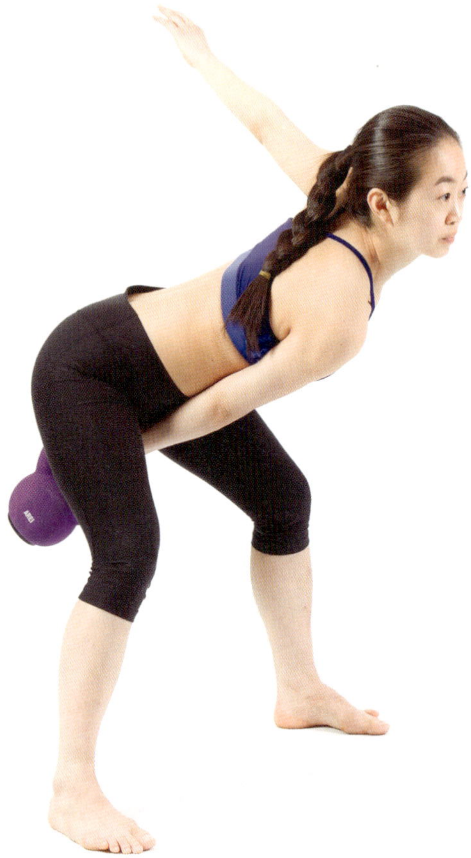

4 엉덩이를 활을 쏘듯 탄력적으로 튕기며 일어난다.

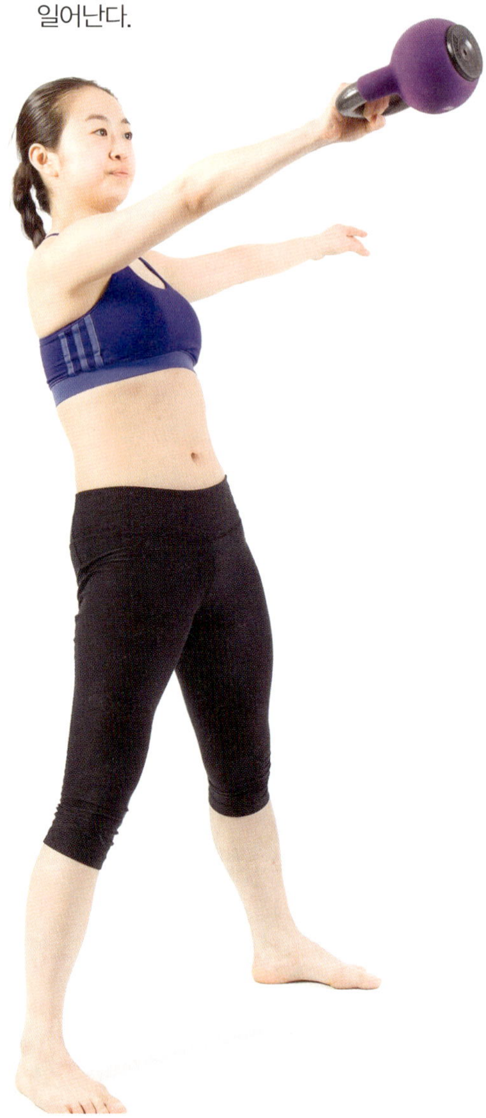

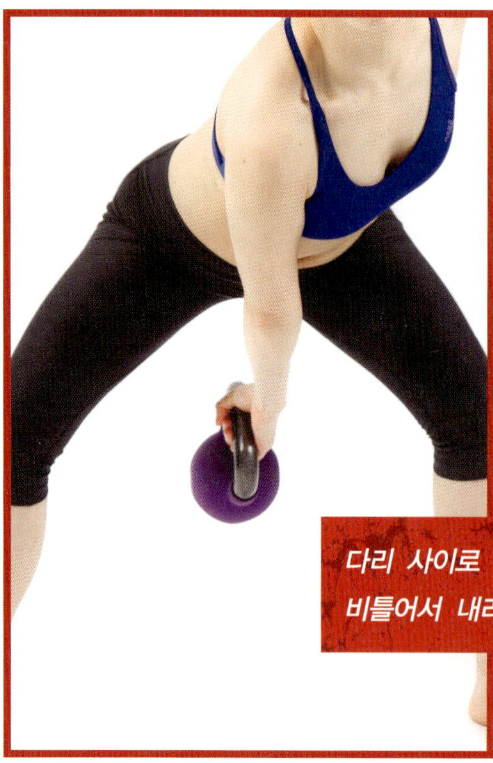

다리 사이로 케틀벨을 보낼 때 손목을 비틀어서 내려야 함을 명심하라.

핸드-투-핸드 스윙

원핸드 스윙이 숙달되었다면 스윙 도중 손과 손을 바꿔 잡는 핸드-투-핸드 스윙(hand-to-hand swing)을 할 수 있습니다.

케틀벨을 스윙 궤적의 가장 높은 지점에서 놓았다가 그대로 공중에서 반대쪽 손으로 잡습니다. 케틀벨이 몸에서 너무 멀리 떨어져서 중심이 흔들린다면 케틀벨을 그냥 떨어지게 합니다. 중심이 흔들리면서 케틀벨을 잡는다면 심각한 허리부상을 당할 수 있기 때문입니다.

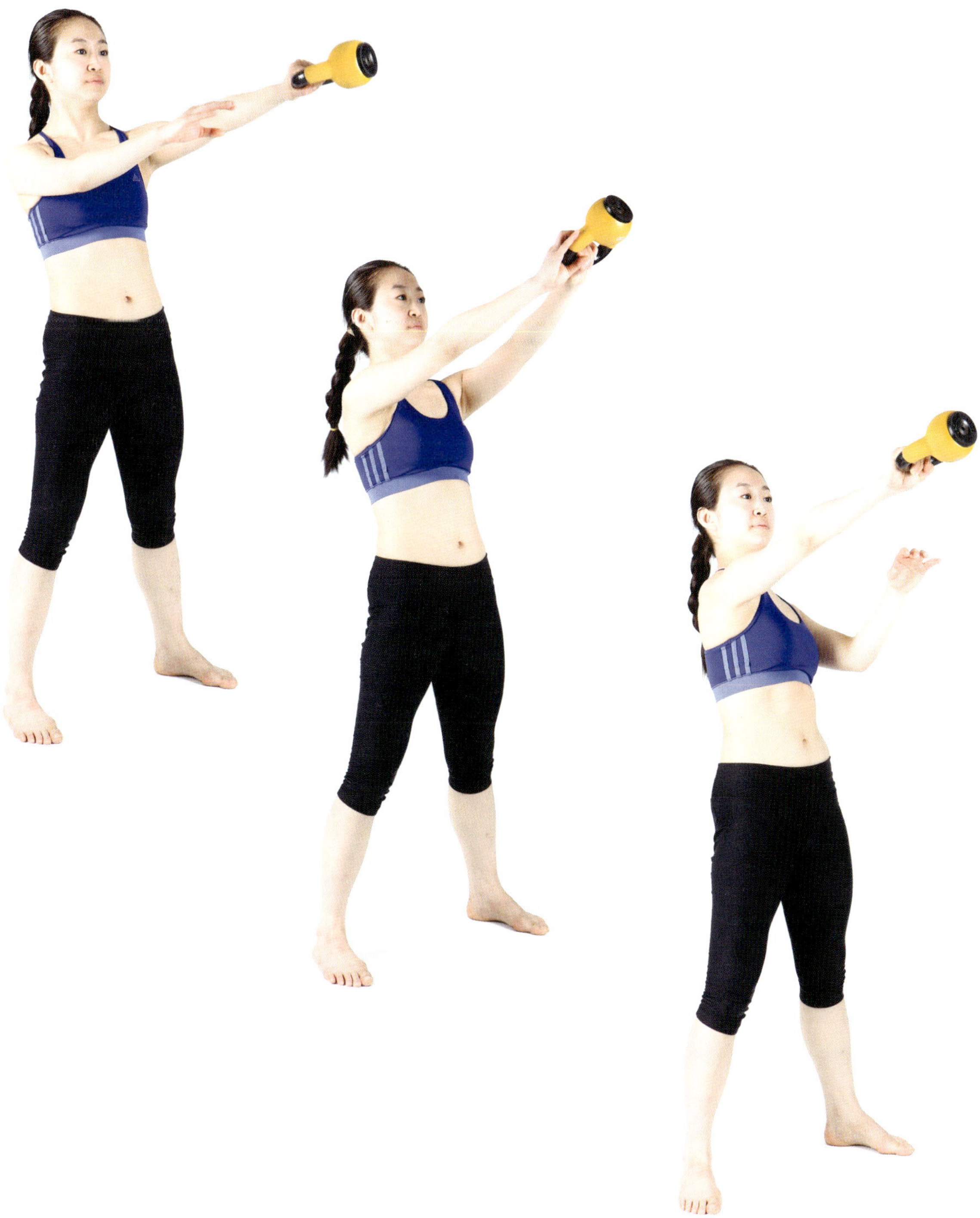

스내치-케틀벨 운동의 꽃

스내치의 효과

케틀벨 운동의 꽃이라 불리는 스내치는 케틀벨 대회의 정식 종목으로 채택될 만큼 뛰어난 체력을 요구하는 운동입니다. 『Enter the kettlebell』(대성의학사)에 의하면 빠르고 공격적인 한 팔 스내치는 케틀벨 리프팅의 황제라고 일컬어지며, 러시아 군대에서는 팔 굽혀 펴기 대신 스내치로 테스트하고, 미국의 정예부대에서도 신속하게 채택하고 있는 추세라고 합니다.

스내치는 강철 같은 등, 엉덩이, 손가락을 연마하고 심폐 지구력을 놀랍게 발달시킵니다. 미 해병대특수수색대(Recon Marines), 공군특수구조대(PJs), 네이비씰, 그리고 다른 특수작전병력(SOF)들이 배치된 이라크와 아프가니스탄에서도 케틀벨을 사용하고 있으며, 미국 대통령 비밀경호국 암살방어팀(CAT)은 10분간 24kg 케틀벨로 기록하는 스내치 횟수로 시험을 본다고 합니다. CAT 요원은 자신이 원하는 만큼 손을 바꿔가며 스내치를 할 수 있으며, 양팔을 이용한 총 횟수가 200회이면 찬사를 받고 최고 기록은 250회 이상이라 합니다.

스내치는 등, 엉덩이, 손가락을 강하게 하며 심폐지구력을 발달시킵니다. 이는 무거운 중량으로 수없이 반복하는 남성위주의 운동법입니다. 그러나 여성을 위한 케틀벨에서는 무거운 중량을 사용하지 않습니다. 볼륨을 살리면서 슬림한 몸매를 만들고 체력을 강화하는 것이 목적이기 때문입니다.

실제로 두 명의 20대 여성 수강생이 4kg의 케틀벨로 50회의 스내치를 했을 때 심박수가 분당 180까지 증가하였습니다. 지방을 빼려고 유산소 기구에 매달리지 말라던 "파벨"의 메시지를 직접 체험하는 순간이었습니다.

1 전반적인 동작은 손을 스내치하는 것만 다를 뿐 스윙과 같다. 케틀벨 앞에 선다.

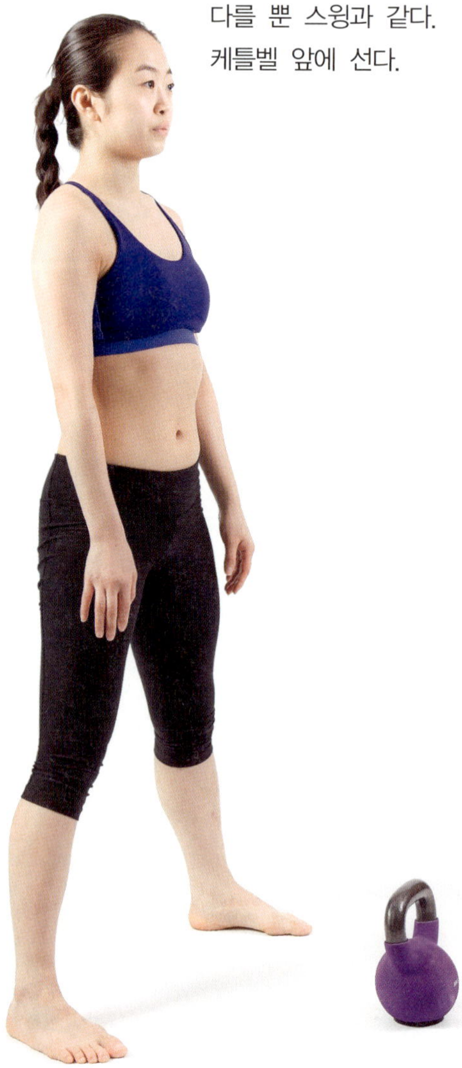

2 양발을 어깨너비로 벌리고 등을 곧게 유지하며
몸통을 구부려 케틀벨을 잡는다.

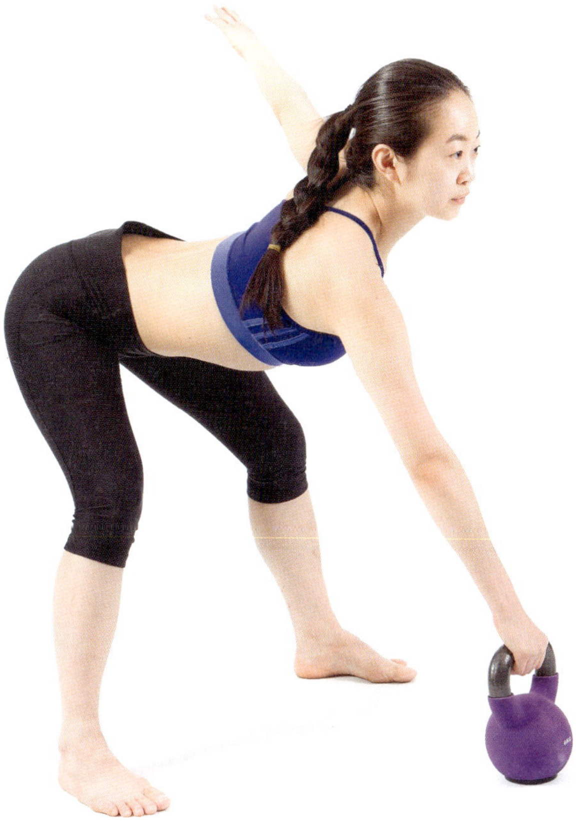

3 케틀벨을 다리 사이 뒤로 보낸다.

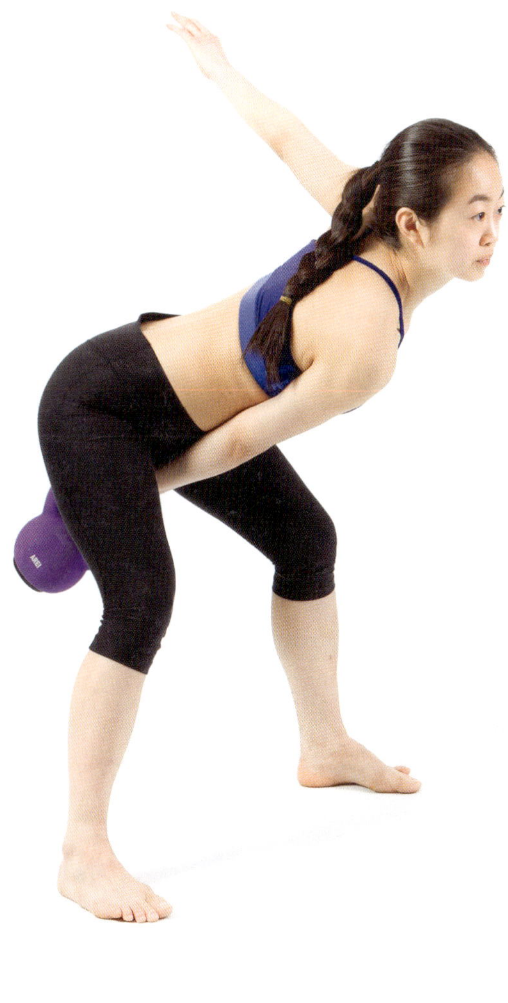

무릎이 좁아지거나 넓어지지
않는다(스윙자세와 동일).

4 어깨 높이에서 스내치를 한 후

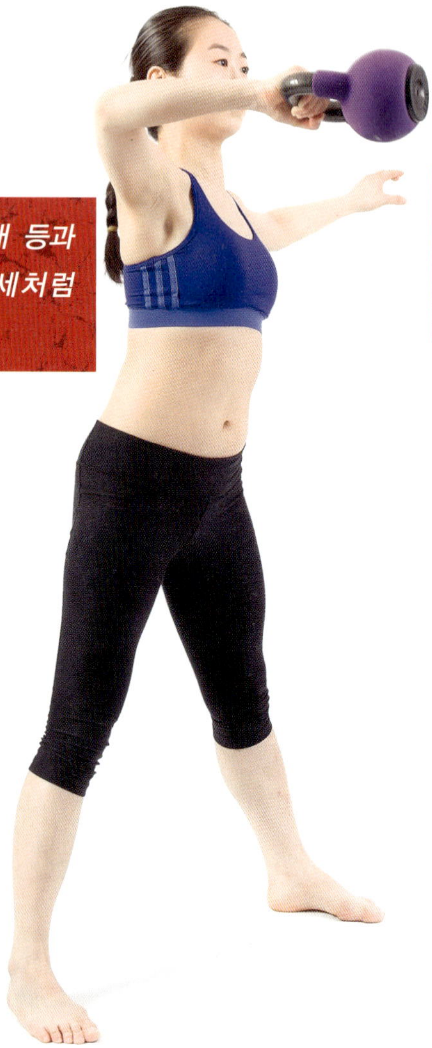

스내치 동작 내내 등과 허리는 스윙자세처럼 펴야 한다.

스내치를 할 때 팔꿈치와 어깨를 들썩이거나 케틀벨로 팔을 때리지 않도록 주의한다. 케틀벨을 부드럽게 받는다.

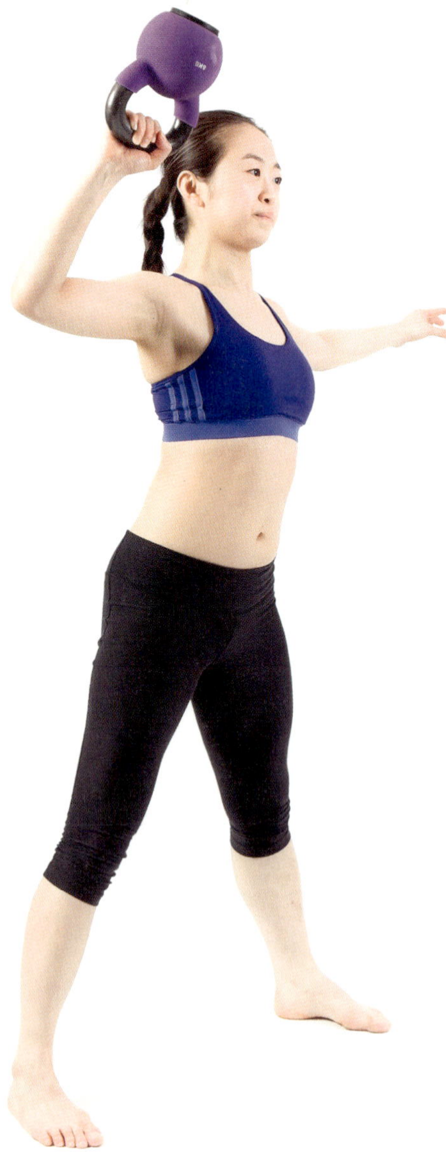

5

6 팔을 머리 위로 곧게 펴서 락아웃한다.

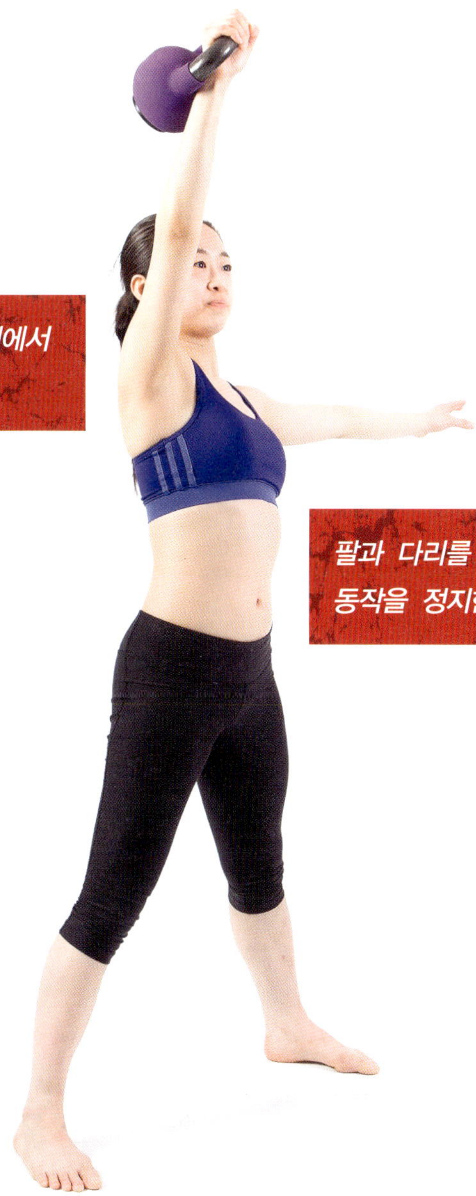
스내치 후 팔은 어깨에서
수직으로 뻗는다.
팔과 다리를 곧게 펴고 발과 몸의
동작을 정지한 채 1초 동안 유지한다.

7 느슨하되 연속적인 동작으로 케틀벨을 다리 사이로 내린 후 스내치를 반복한다.

스내치의 잘못된 자세

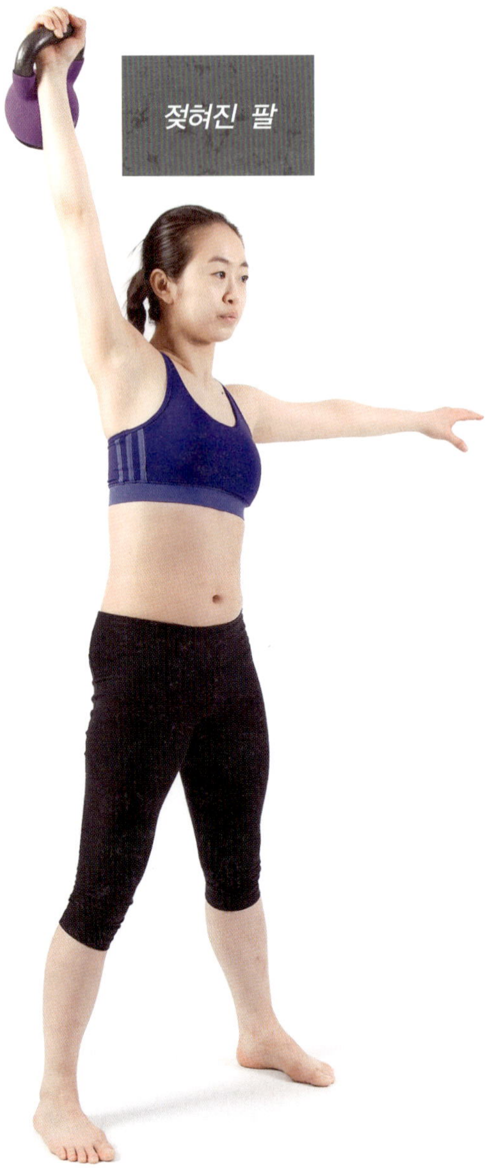

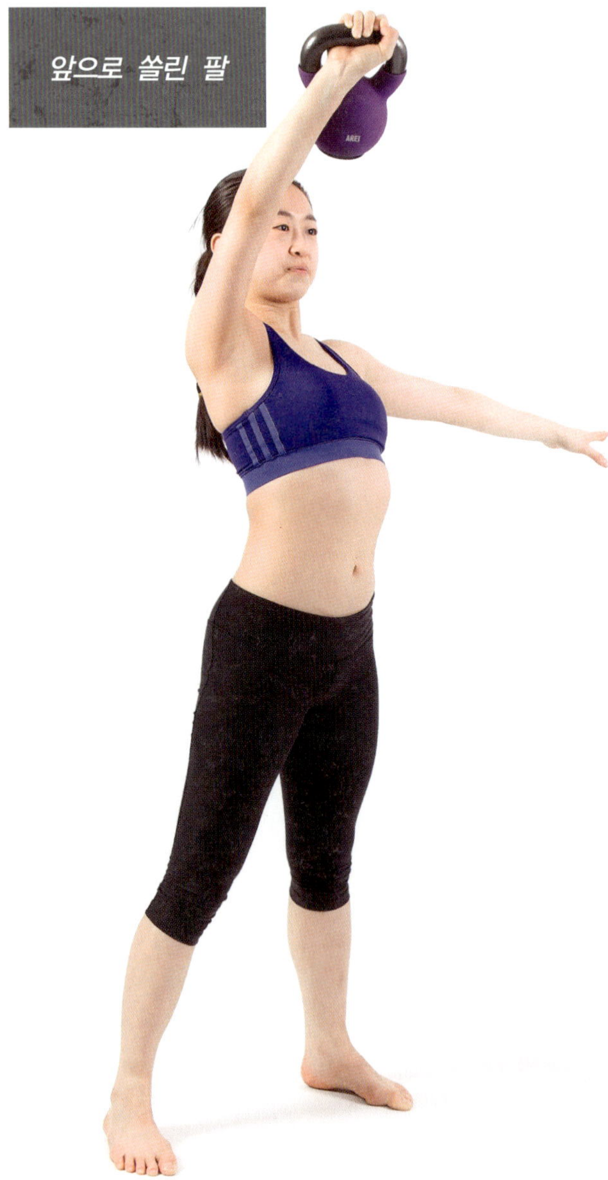

스내치를 빠르게 배우는 방법-하이풀

케틀벨 스윙을 하듯이 케틀벨을 다리 사이 뒤로 스윙합니다. 가슴을 열고 어깨를 뒤로 젖히면서 엉덩이를 튕겨내듯이 앞으로 보냅니다. 케틀벨이 어깨 높이에 왔을 때 팔꿈치를 어깨 위에서 재빨리 뒤로 당깁니다. 이때 팔로 당기는 것이 아니라 등을 이용해 당겨야 합니다. 풀의 상위 자세에서 팔이 처지거나 젖혀지지 않고 똑바로 뻗어야 합니다. 풀을 한 후 케틀벨을 다리 사이로 보낼 때 스윙 동작과 같은 방법으로 몸을 움직입니다. 계속 반복합니다.

1 케틀벨 앞에 선다.

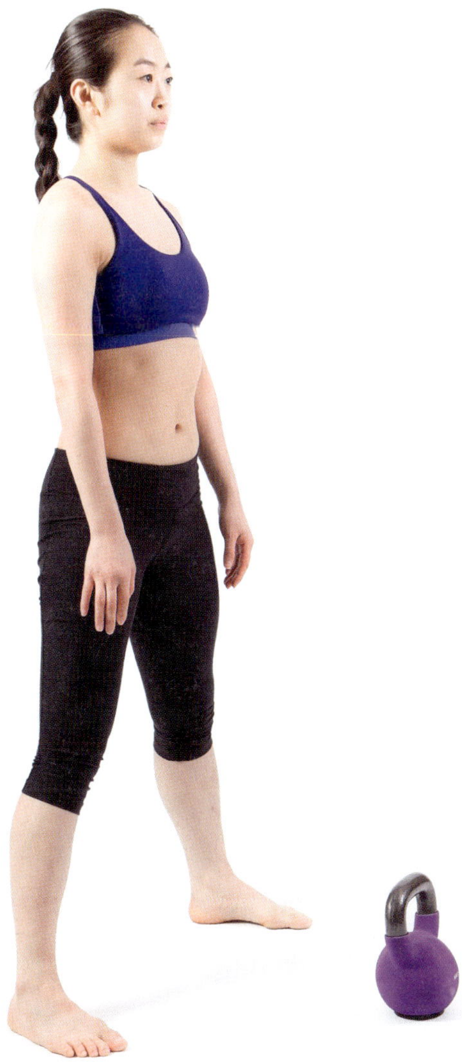

2 원핸드 스윙의 시작 자세로 케틀벨을 잡는다.

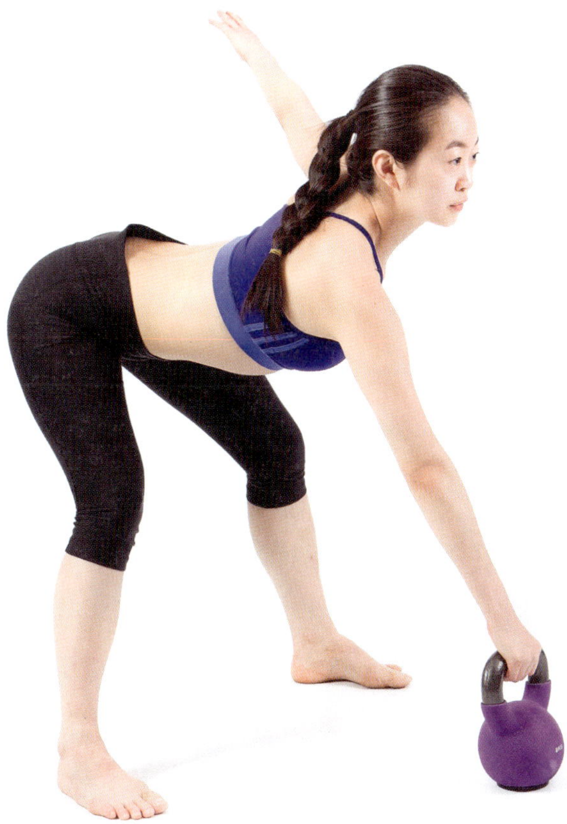

3 다리 사이 뒤로 케틀벨을 보낸다.

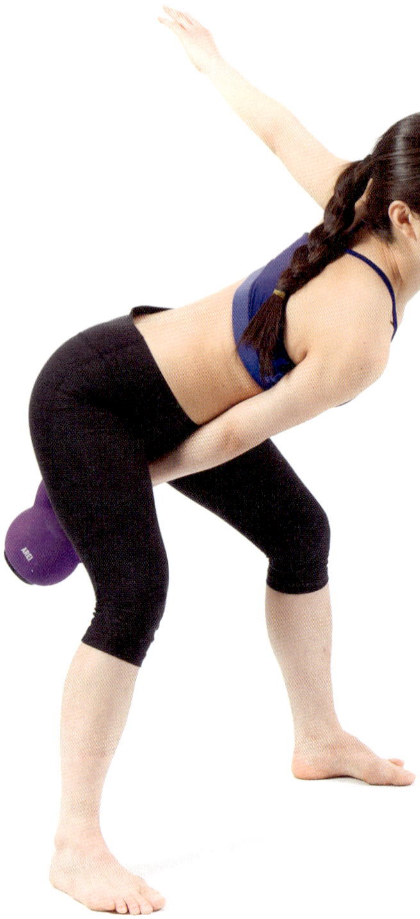

4 몸을 세우면서 어깨 높이에서 케틀벨을 잡아당긴다.

풀을 할 때 케틀벨이 들리면 안 된다.

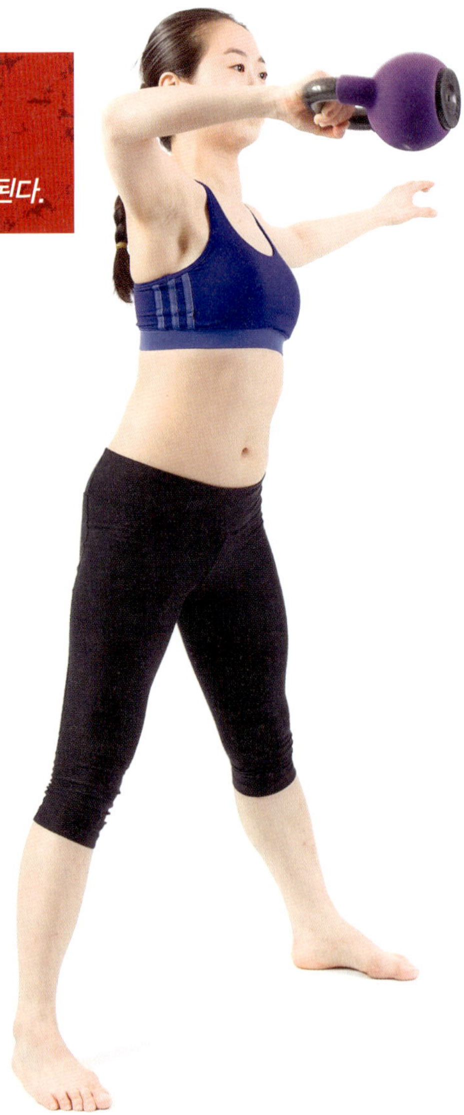

5 당긴 케틀벨을 앞으로 밀고 다시 다리 사이로 보낸다.

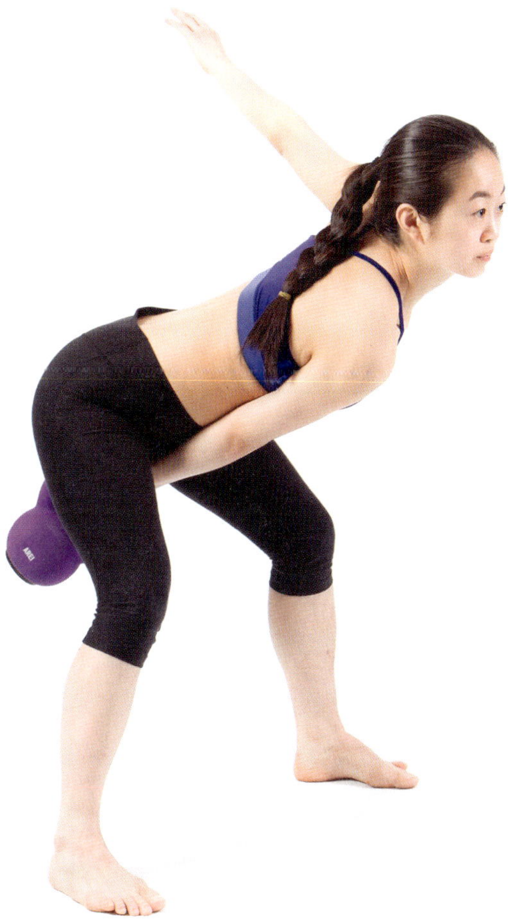

6 반복한다.

하이풀의 잘못된 자세

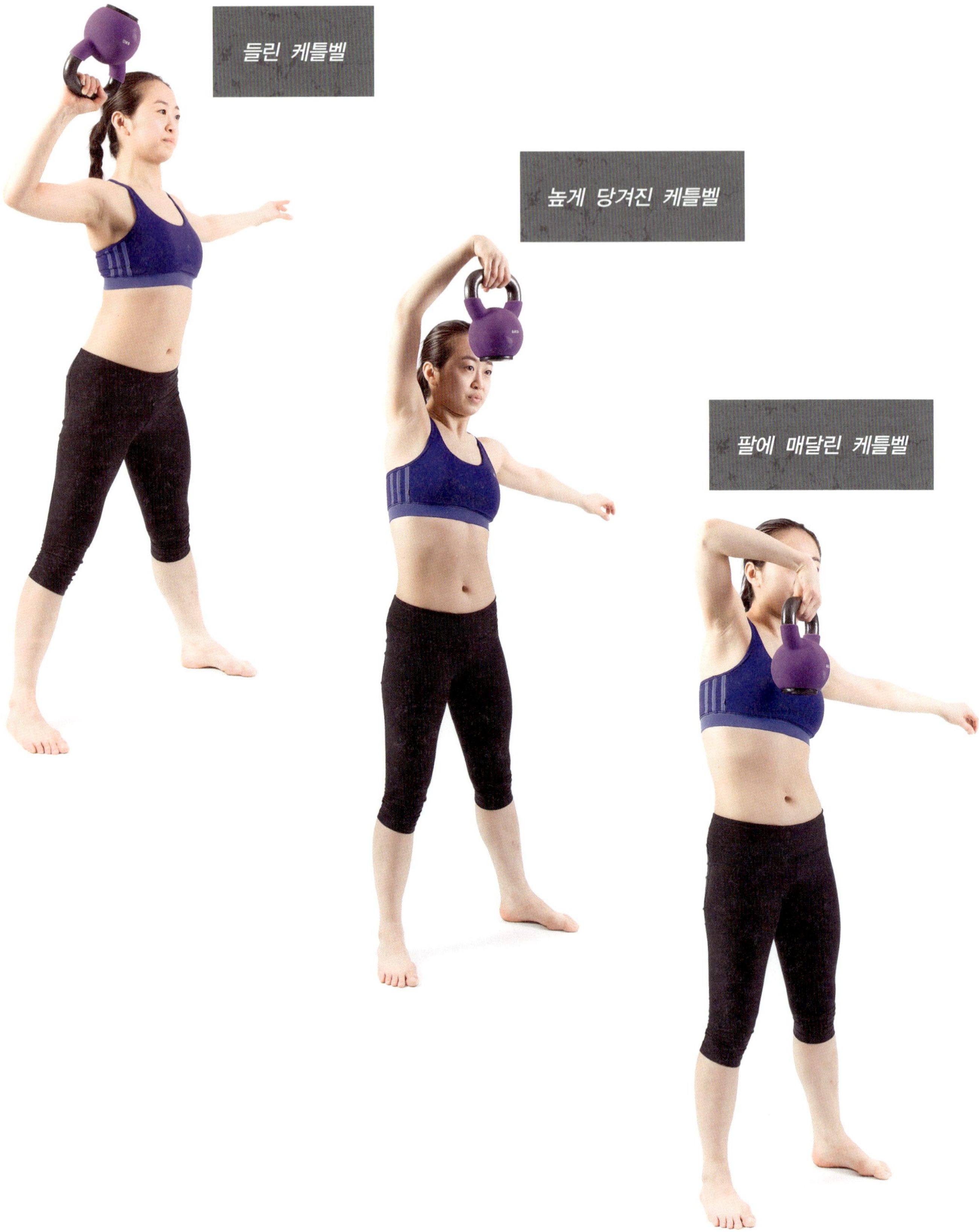

스내치를 빠르게 배우는 방법-락아웃

케틀벨에서 몸을 구부리는 모든 동작은 엉덩이에서 파워가 나옵니다. 스내치에서 팔은 단지 케틀벨을 잡고 안내하는 역할을 할 뿐입니다. 『Enter the kettlebell』(대성의학사)에서는 스내치를 3단 로켓이라고 가정하고 이야기합니다.

가장 파워풀한 단계는 첫 단계로 바로 엉덩이입니다. 케틀벨이 가슴 높이에 이를 때까지 가슴을 내밀면서 어깨를 뒤로 젖힘과 동시에 엉덩이를 쏘아냅니다.

두 번째 단계는 등근육입니다. 케틀벨을 등근육으로 낚아채듯이 어깨를 뒤로 확 당깁니다.

세 번째 단계는 팔입니다. 케틀벨이 무중력 상태가 되도록 쳐냅니다. 이 마지막 단계는 우주선을 발사할 때처럼 매우 빠르지만 전혀 파워풀하지 않습니다. 팔은 케틀벨을 리프트하는 데 개입하지 않고 궤도를 조정하는 역할만 하며, 주먹을 빠르게 위로 쳐주면 케틀벨이 자리를 잘 잡을 것입니다.

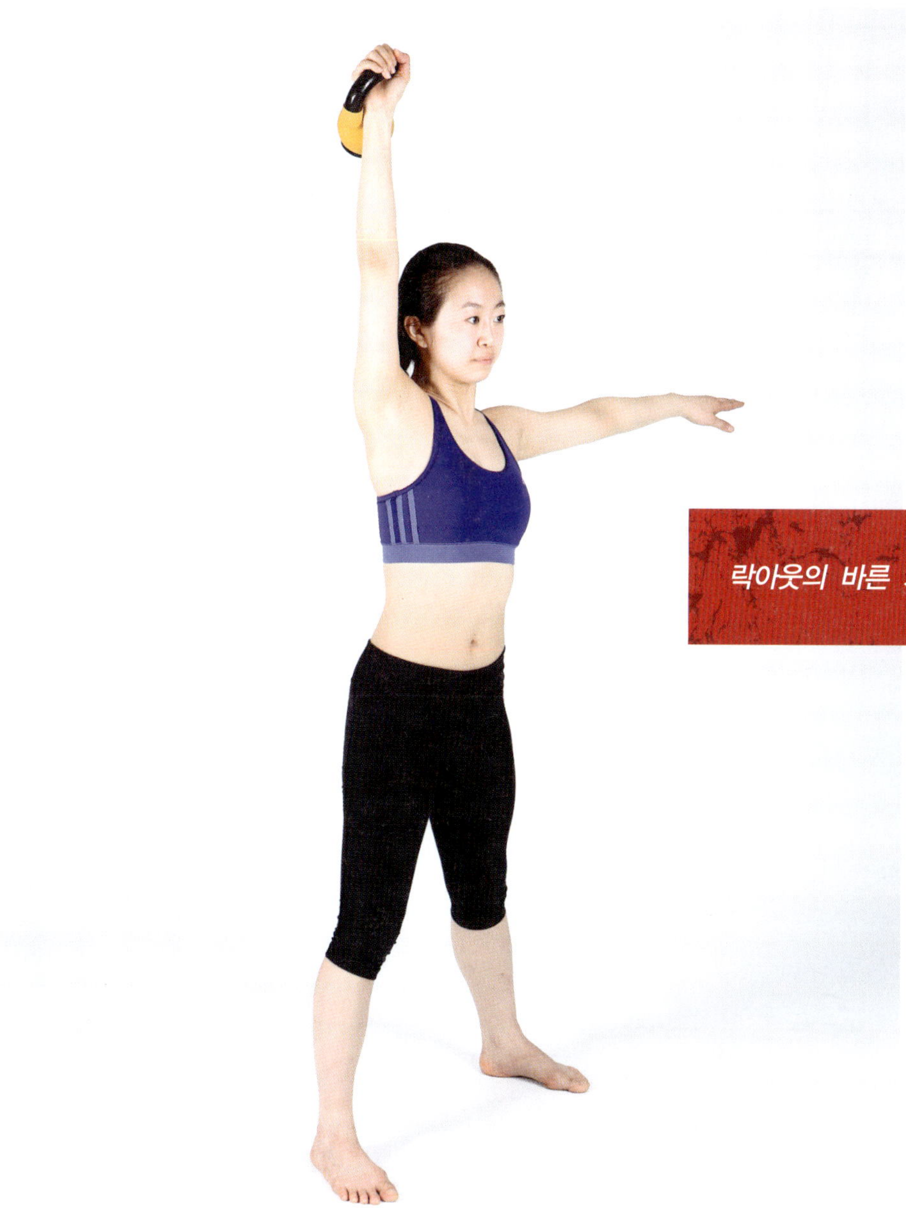

락아웃의 바른 자세

락아웃의 잘못된 자세

뒤로 넘어간 락아웃

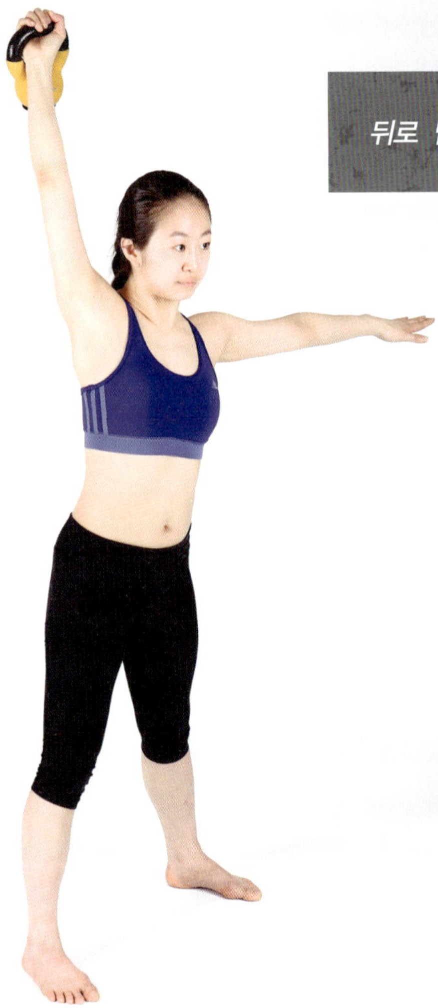

앞으로 기운 락아웃

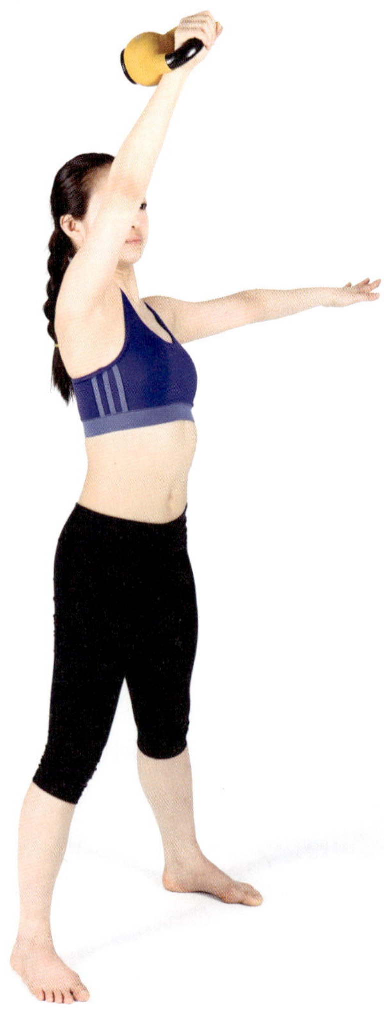

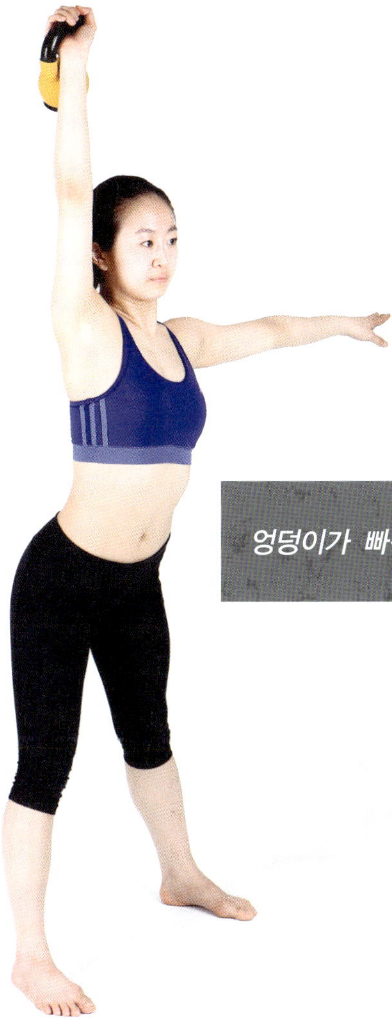

엉덩이가 빠진 락아웃

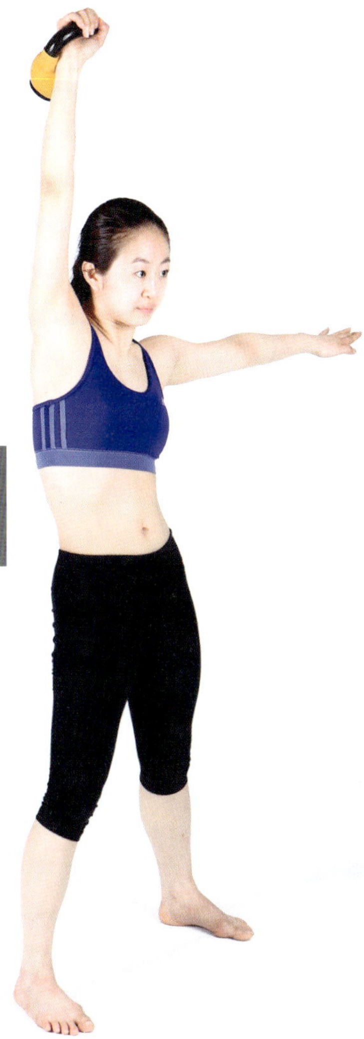

등이 굽은 락아웃

업라이트 로우-목뒤 근육강화로 목디스크 예방을

대부분의 여성은 목뒤 밑 부분의 근육인 등세모근(승모근, trapezius muscle)의 중요성을 무시하고 있습니다. 목뒤의 근육이 발달하면 미관상 안 좋다는 편견 때문입니다. 하지만 목뒤의 근육발달이 적으면 앉은자세 생활을 많이 할 때 거북목 증상이 나타납니다. 실제로 운동하러 오는 분들을 보면 거북목 증상 때문에 목디스크로 고통받고 있으며, 그로 인한 척추뒷굽음증 등 심각한 체형변형을 겪고 있습니다. 업라이트 로우는 목뒤의 근육들을 발달시켜 거북목 증상이나 목디스크를 예방할 수 있고, 체형의 변형도 예방할 수 있는 효과적인 운동법입니다.

1 가슴을 펴고 허리를 구부려 케틀벨을 잡는다.

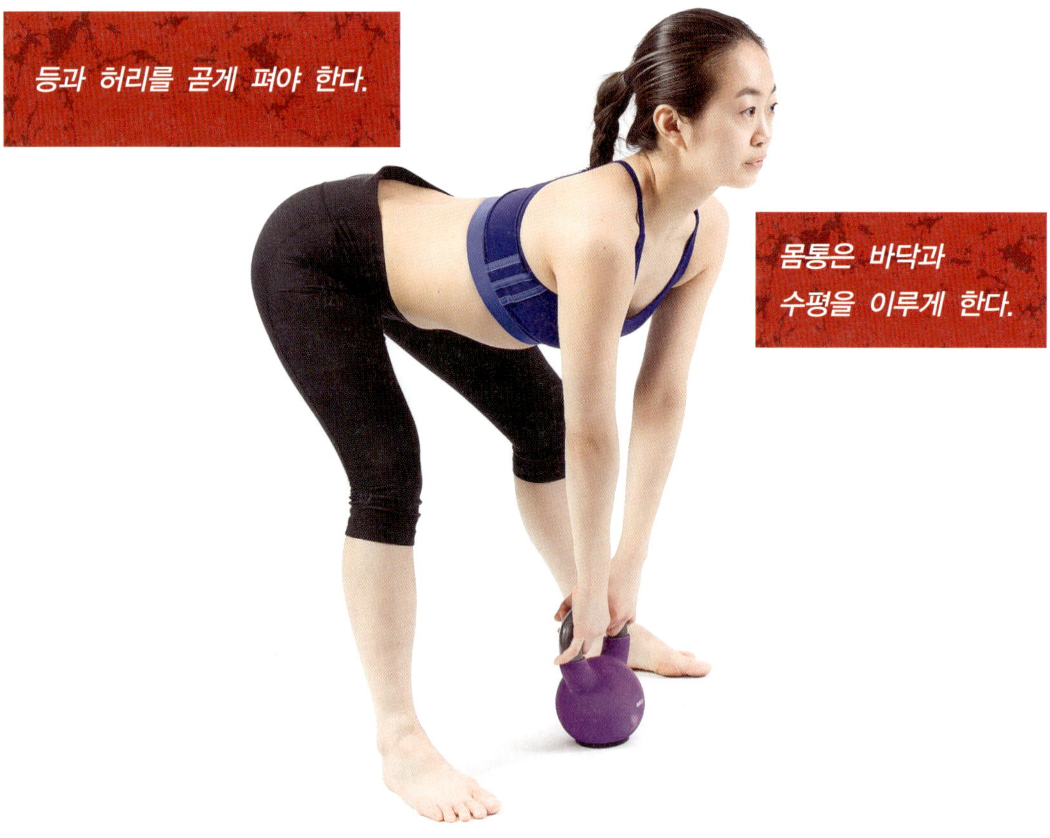
등과 허리를 곧게 펴야 한다.
몸통은 바닥과
수평을 이루게 한다.

2 팔꿈치와 두 손을 구부리고 눈 높이까지 끌어올리면서 숨을 들이마신다.

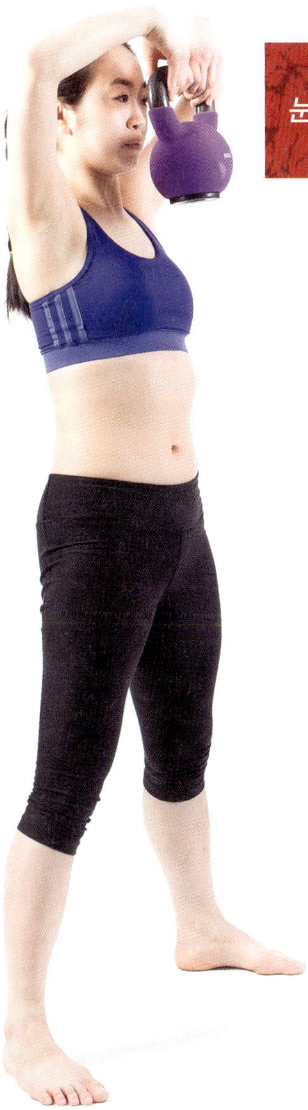

3 허리를 펴고 내리면서 숨을 내쉰다.

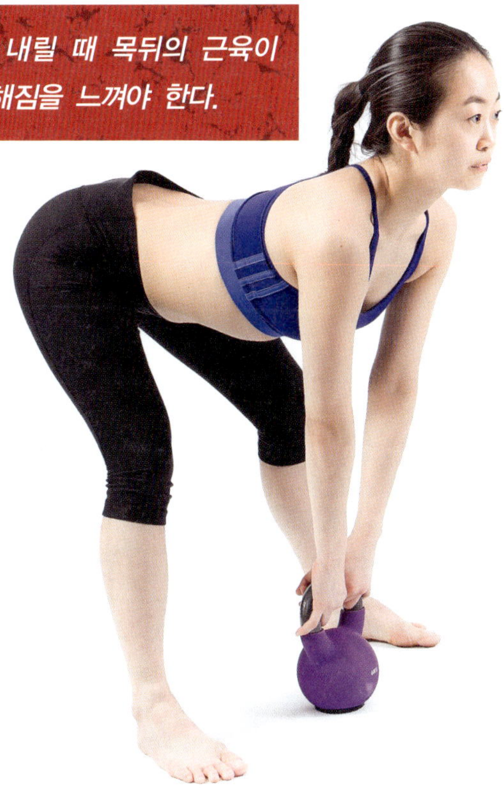
손을 내릴 때 목뒤의 근육이
팽팽해짐을 느껴야 한다.

업라이트 로우의 잘못된 자세

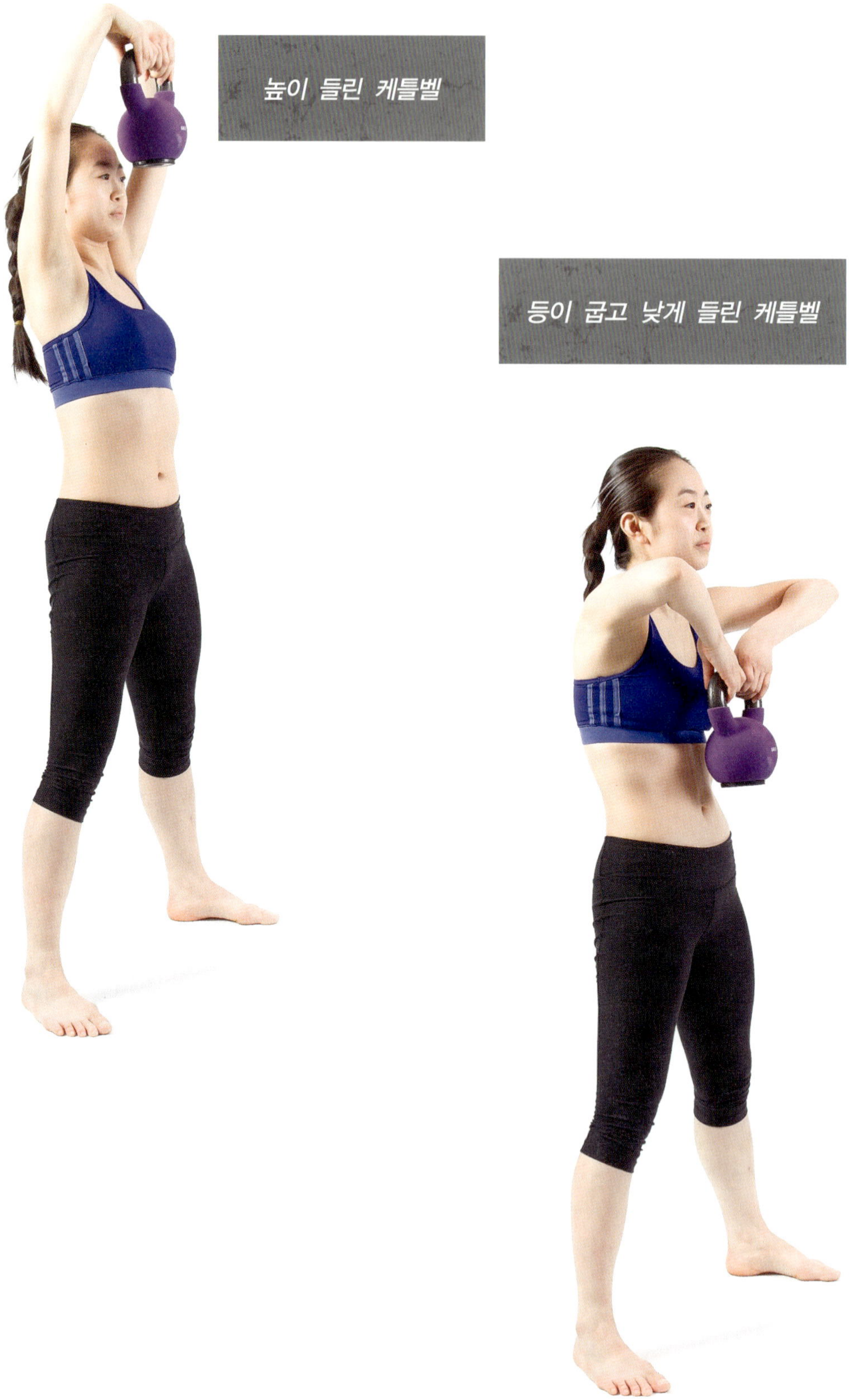

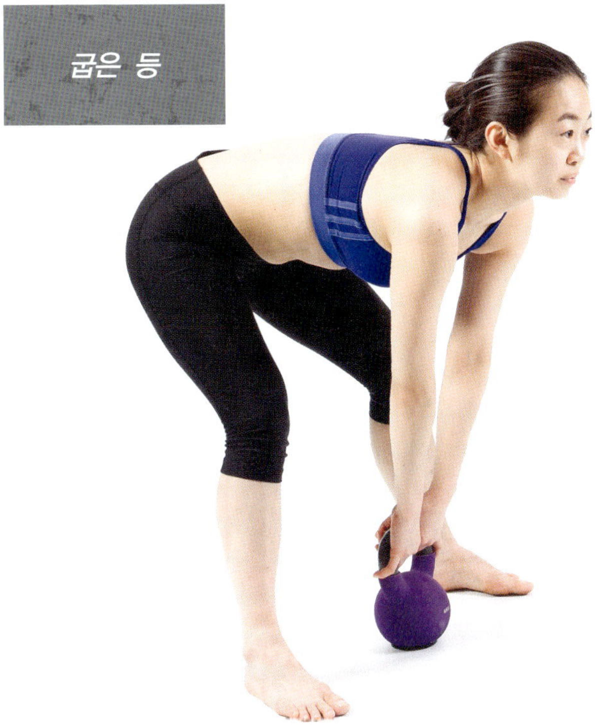
굽은 등

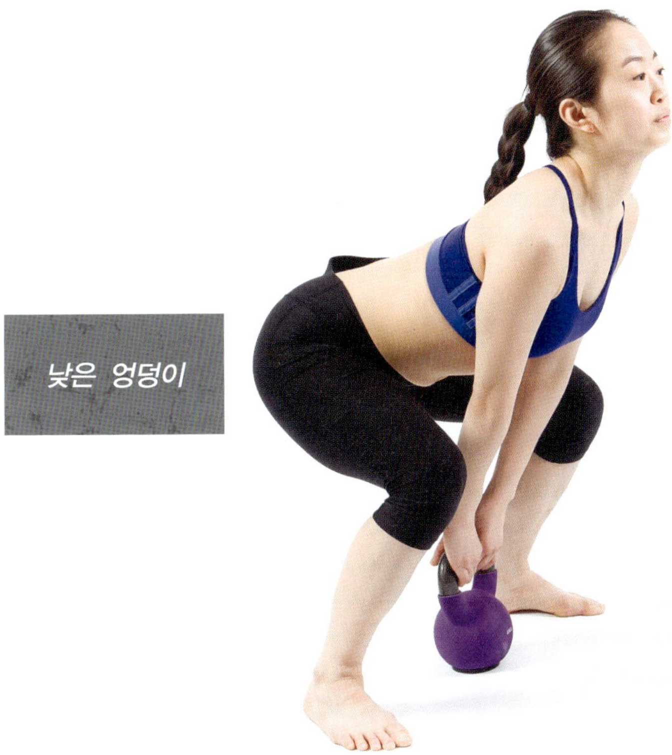
낮은 엉덩이

한 팔 스내치 USSS 케틀벨 스내치 규칙

★ 복장

선수들은 외모를 단정히 하고 긴 바지를 입는다. 티셔츠는 안으로 넣어 입고 밀리터리 또는 SWAT 부츠 혹은 하이킹 부츠를 신는다(맨발이 좋다). 옷은 깨끗하고 다림질되어야 하며 부츠도 깨끗해야 한다. 드레스코드는 엄격하게 지켜야 한다.

바지 벨트를 착용한다면 엉덩이 위로 낮게 매야 하고 벨트가 척추의 안정성을 보조해선 안 된다. 리프팅 벨트나 손목 아대, 장갑, 스트랩, 그 밖의 다른 보조 기구는 허용하지 않는다.

★ 초크 사용

선수들은 그립을 좋게 하기 위해 리프터용 초크를 사용할 수 있다. 다른 선수가 사용하고 난 후에 필요하다면 또는 다음 선수가 요구한다면 용액으로 도구를 깨끗이 닦을 수 있다.

★ 한 팔 스내치

선수는 케틀벨을 집어 들고, 다리 사이로 스윙하여, 끊김 없이 단번에 머리 위로 팔을 곧게 펴 락아웃되는 지점까지 올린다. 상위 지점에서 케틀벨을 고정시킨 후에 한 번의 부드러운 동작으로 케틀벨을 내린다. 내릴 때 팔꿈치를 구부려도 되지만 케틀벨이 가슴이나 어깨에서 멈추면 안 된다.

오버헤드 락아웃에서 무릎 딥(무릎을 굽혔다 폄)은 해도 되고 안 해도 된다. 반대편 손을 엉덩이에 올려놓아도 된다(허벅지에 놓는 것은 안 된다). 발을 움직여도 된다. 그렇지만 탑 포지션에서 케틀벨을 고정할 때는 모든 움직임을 멈춰야만 한다.

★ 한 팔 스내치

각 시도에서 심판은 반복 수 또는 '노 카운트'를 고지할 것이다. 선수가 팔꿈치나 무릎을 락아웃하는 데 실패하거나 케틀벨을 끝까지 밀어내지 못하거나 자유로운 손으로 무릎이나 연단(platform)을 건드릴 경우 '노 카운트'로 기록된다.

선수는 자신이 원하는 만큼 언제든지 손을 바꿀 수 있다.

손을 바꾸거나 스내치를 하기 전에 다리 사이로 스윙을 여러 번 해도 된다.

선수는 원하는 만큼 몇 번이고 연단에 케틀벨을 내려놓을 수 있다.

시도 2분 전에 연단에 오르도록 호명된다. 10초 카운트다운이 주어지며(10, 9, 8, 7, 6, 5, 4, 3, 2, 1) "시작" 하는 호령 이후부터 잰다.

선수에게는 10분간 테스트가 허용된다. 심판은 매 분마다 고지한다. 9분이 지난 후에는 30초, 50초, 그리고 마지막 10초에는 5초마다 고지한다.

선수는 스내치나 다른 리프팅 시도 중에 이야기하는 행위가 금지된다.

선수가 기권하거나 강제 종료를 당할 수 있는 규칙 위반의 경우 심판은 "중지"를 호령하고 적절하게 수행된 반복 수를 고지한다.

★ 특수 규칙과 패널티

선수가 세트 수행 도중에 욕을 하거나 스포츠맨답지 않은 행동을 한다면 해당 세트에 대한 패널티가 주어진다. 즉, 5회 반복 수가 차감된다. 경기 중 규칙 위반이 반복되면 심판의 권한으로 선수는 실격처리된다.

출처: 『Enter the ettlebell』(대성의학사)

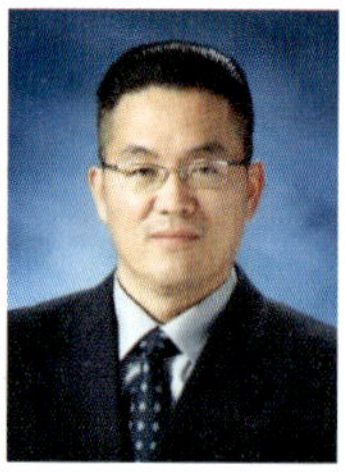

지은이 이 용 로

1990년 MR KOREA 시합 준비 중 교통사고로 하반신마비장애를 입고 장애인 스포츠 국가대표(휠체어 테니스, 장애인 모노스키, 휠체어 럭비) 선수로 활동하고 있다. 1998년 방콕장애인아시안게임 휠체어 테니스 단·복식 동메달 및 2002년 부산 장애인아시안게임 휠체어 테니스 단·복식 2관왕으로 대통령 표창 및 체육훈장 백마장을 받았다. 34살에 장애인 최초로 체육대학교에 입학하여 한국체육대학교 체육학 박사 1호, 생활체육 1급지도자(운동처방사) 장애인 1호 자격을 취득하였다. 피트니스클럽에서 재활운동 전문가 및 한국체육대학교를 비롯한 여러 대학교에 출강하였으며 재활운동전문가 양성을 위해 노력하고 있다.

표지 및 본문 모델 문 수 진

한국체육대학교 일반대학원 체육학과 운동생화학전공

S라인을 만드는 Kettlebell

여성을 위한 케틀벨

2013년 6월 5일 초판 1쇄 발행

지은이 | 이용로

펴낸이 | 권영두

펴낸곳 | 대성의학사

주소 | 서울특별시 중구 을지로 126-1 (을지로3가, 3층)

전화 | 02) 2279-3444

팩스 | 02) 2285-0108

출판등록 | 2009년 06월 22일(제301-2013-095호)

홈페이지 | www.medibook.co.kr

ⓒ 대성의학사, 2013

값 13,000원

ISBN 978-89-97436-06-4 03690

본 서적의 무단 복제 및 복사를 금하며, 이를 위반할 시에는

복사 의뢰자와 복사업자 및 복사본 소지자 모두 형사 처벌을 받게 됩니다.